Grigori Grabovoi

Konzentration auf die Zahlen der Pflanzen für die Regenerierung des Körpers

Das Werk wurde von Grigori Grabovoi in 1998 vollbracht,
in russischer Sprache.
Ergänzt von Grigori Grabovoi.

Teil 2

2014

Jelezky Publishing, Hamburg

www.jelezky-publishing.com

1. Auflage

Deutsche Erstausgabe, Oktober 2014

© 2014 der deutschsprachigen Ausgabe

SVET UG, Hamburg (Herausgeber)

Übersetzung Russisch-Deutsch: Larysa Kohrs

Auflage: 2014-1, 23.10.2014

Weitere Informationen zu den Inhalten:

„SVET Zentrum", Hamburg

www.svet-centre.com

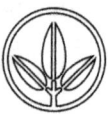

© SVET UG (haftungsbeschränkt), 2014

Die Verwertung der Texte und Bilder, auch auszugsweise, ist ohne Zustimmung des Verlags urheberrechtswidrig und strafbar. Dies gilt auch für Vervielfältigungen, Übersetzungen, Mikroverfilmung und für die Verarbeitung mit elektronischen Systemen.

ISBN: 978-3-945549-05-6   © Г. П. Грабовой, 1998

Haftungsauschluß

Die hier zuvor gegebenen Informationen dienen der Information über Methoden zur Selbsthilfe, die auch für andere Menschen anwendbar sind. Die Methoden haben sich seit vielen Jahren bewährt, doch eine Erfolgsgarantie kann nicht übernommen werden. Die vorgestellten Methoden von Grigori Grabovoi sind mentale Methoden der Ereignissteuerung. Sie basieren auf der individuellen geistigen Entwicklung.

Jeder, der diese Methoden für sich oder andere anwendet oder auch weitergibt, handelt in eigener Verantwortung.

Die Nutzung des hier vorgestellten Inhaltes ersetzt nicht den Arztbesuch und das ärztliche Tun in Form von Diagnose, Therapie und Verschreibungen. Auch die Absetzung verschriebener Medikamente darf aus dem Inhalt dieser Schrift nicht abgeleitet werden.

Wir möchten ausdrücklich darauf hinweisen, daß diese Steuerungen keine „Behandlung" im konventionellen Sinne darstellen und daher die Behandlung durch Ärzte nicht einschränken oder ersetzen sollen.

Im Zweifelsfall folgen Sie also den Anweisungen Ihres behandelnden Arztes, oder eines sonstigen Mediziners, oder Apothekers Ihres Vertrauens!
(Und erzielen dementsprechend die konventionellen Ergebnisse.)

Jelezky Publishing UG

Inhaltsverzeichnis

1. Vorwort..5

2. Konzentration auf die Zahlen der Pflanzen
für die Regenerierung des Körpers............................16

Vorwort

Bei der Konzentration muss man beachten, dass es dabei um die Konzentration auf eine Zahl geht, die der Pflanze in der Position des ewigen Lebens in der ewigen Entwicklung des Menschen entspricht. Die Ereignisse der Welt in Richtung der ewigen Entwicklung, unendliche Zukunft inklusive, projizieren sich auf die Pflanze so, dass die Zahl ihrer Kombinationen immer einer konkreten Zahl gleicht. Das heißt, die Zahl selbst kann man als verschoben außerhalb des Bereichs der Ereignisse betrachten. Das Objekt, das von Ereignissen unabhängig ist, gehört zu den Prozessen der Ewigkeit, da die Ewigkeit ein Wert ist, der alle Ereignisse umfasst und gleichzeitig sich außerhalb dieser Ereignisse als ein eigenständiges Objekt befindet. Daraus folgt, dass die beschriebene Zahlenreihe und die Ewigkeit sich im selben Wahrnehmungsbereich des Menschen befinden. Das bedeutet, dass diese Zahl und die Ewigkeit dieselben Eigenschaften besitzen, die dafür angewendet werden können, durch diese Zahl ein ewiges Leben sicherzustellen.

Die Anwendung dieser Eigenschaften kann man durch sein Bewusstsein durchführen, indem man im Bewusstseinsraum einen Ort definiert, in dem sich der Informationsbereich befindet, der in sich die Zahl und die Ewigkeit trägt, die man als eine Zahlenewigkeit oder die Ewigkeit der Zahl definieren kann. Tatsächlich ist das Produkt des menschlichen Denkens – zum Beispiel die Zahl auf der Ebene des Bewusstseins – nicht mehr mit dem Menschen verbunden nach dem der Moment des Denkens vorbei ist, da die vom Denken reproduzierte Information in der Zeit bleibt, in der der Gedanke entstanden ist. Und der Mensch - aus der Sicht des Zusammenhangs mit dieser Information – kann sich nur an diesen Gedanken erinnern. Auf diese Weise erschließt sich der Mechanismus der Funktionsweise des Bewusstseins, wenn der Mensch in der Gegenwart durch seine Erinnerungen mit dem Gedanken kooperiert, der sich bereits im Ewigkeitsraum befindet, da er von den zukünftigen Ereignissen unabhängig ist.

Das heißt, die Erinnerungen des Menschen an sich selbst in dem Moment, als ihm in der Vergangenheit ein Gedanke gekommen ist, erlaubt es dem Menschen mit sich selbst in Kontakt zu kommen, wenn er von den Ereignissen unabhängig ist. Mit anderen Worten, er befindet sich - analog zur Zahlenewigkeit - in der Information der Ewigkeit. Im Bereich dieser Information kann man beobachten, dass der Mensch von der Zahl unabhängig ist. Wenn es umgekehrt wäre, dann wäre es unmöglich, die Zahlenewigkeit von der Information des Menschen zu trennen. Wenn man sich in die Analyse dieser Konstruktion vertieft, kann man erschließen, dass eine Zahl dem Menschen auch deswegen nicht entspricht, weil der Mensch diese Zahl selbst erschafft oder reproduziert. Dies wird in der Praxis dadurch bestätigt, dass die Zahlen, die die Folgeobjekte der wahrgenommenen Realität sind, nicht zu den physischen Objekten zählen. Ein wichtiges Element für den Vergleich der Worte über die Schaffung oder Reproduktion einer Zahl ist der Fakt, dass die reproduzierte Zahl irgendwann primär erschaffen wurde.

Der Schöpfer, der als erster eine Zahl erschaffen hat, hat darüber durch das Wort informiert. Daraus folgt, dass sich der Bereich des Bewusstseinsraums, in dem sich die Zahlenewigkeit und der ewige Mensch befinden, in einem Raum mit der Wortinformation befindet. Daraus ist zu schließen, dass wenn der Mensch die Zahlenreihen gedanklich ausspricht, er dadurch die Resonanzschwingungen der Zahlenewigkeit bildet. Nach den Gesetzen der Verbreitung des Lichts verbreiten sich die Wellen der Zahlenewigkeit in die Richtung des Menschen, der sich in demselben Bereich der Ewigkeit befindet, und dadurch erschaffen sie die Ewigkeit des Menschen. Die Zahlenreihe der Zahlenewigkeit ist **289380891498**, und durch diese kann man die Wirkung der Ewigkeit jeder einzelnen Zahl und nicht nur der Zahlenreihe insgesamt wahrnehmen. Als Folge kann man diese Beobachtung auf jedes beliebige Objekt der Realität oder auf ein Objekt überhaupt übertragen. Daraus kann man schließen, dass der Körper des Menschen nicht nur durch die Handlung des ganzen Körpers aber auch durch die Handlung einer einzelnen Zelle regeneriert werden kann.

Menschen haben eine innere geistige Verbindung mit ihrem Bild in der Vergangenheit und können durch diese Verbindung eine reale Ewigkeit des menschlichen Körpers erlangen. Die gegebene Verbindung zeigt, dass die Seele und der Geist des Menschen ewig sind, nicht nur weil diese so erschaffen wurden, sondern auch auf Grund des Gesetzes der allgemeinen Entwicklung, da man auf die vorgeschlagene Art nebst der Ewigkeit des Körpers die Ewigkeit der Seele und des Geistes schaffen kann. Darin liegt das Prinzip der vollen Reproduktion des

Menschen von sich selbst, wenn der Mensch fähig ist, seine Seele, seinen Körper und Geist als ewig zu erschaffen. Dabei funktioniert das angegebene Prinzip nicht nur auf Grund des Bildes des Menschen in der Vergangenheit, das sich neben der Zahlenewigkeit befindet, sondern auch auf Grund des Bildes des Menschen in der Zukunft, da eine der Eigenschaften der Ewigkeit es ist, sich außerhalb der Zeit befinden zu können. Man kann sich sein Bild in der Zukunft vorstellen und die Konzentration auf die Zahlen anwenden. Auf die Weise übrigens werden die zukünftigen Ereignisse in Richtung der ewigen Entwicklung verbessert.

Die beschriebene Vorgehensweise der Steuerung des Sicherstellens des ewigen Lebens basiert auf den Pflanzenzahlen, da die optischen Prozesse des Bewusstseins des Menschen, die in dieser Vorgehensweise betrachtet werden, auf den statischen Objekten basieren. Pflanzen sind an einem physischen Ort fixiert, das Bild des Menschen befindet sich an einem bestimmten Punkt des Bewusstseinsraums des Menschen. Auf der Basis dieser Analogie und nach dem Statikprinzip zeigt sich Dynamik in der Bewegung des Ewigkeitsraums, der den Menschen bei der Anwendung der Konzentration auf die Pflanzenzahlen umhüllt. Die Regenerierung des Körpers des Menschen erfolgt auf Grund dessen, dass in den Eigenschaften des Ewigkeitsraums die Funktion der Norm jedes beliebigen Objektes aus Sicht der Ewigkeit eingeprägt ist.

Eine Pflanze ist eine Quelle des Sauerstoffes, den ein Mensch für das Leben braucht. Ebenso braucht ein Mensch für sein Leben einen

Raum. Man könnte fragen, was ist dann die Quelle des Raums. Diese Frage kann beantwortet werden, indem man die Pflanzenstruktur betrachtet. Wasser übersteigt geschlossene Räume, indem es die Pflanzenkapillare hinaufläuft. Wenn man die Denkensstruktur des Menschen im Bezug darauf, wie ein Gedanke eine menschliche Handlung organisiert, analysiert, kann man eine bestimmte Ordnung feststellen. Zunächst entsteht ein Gedanke, dann durch die Reaktion der ganzen Persönlichkeit auf diesen Gedanken, führt er entweder zum Handeln oder zum Nichthandeln. In den Pflanzen wird Wasser ebenso von dem Pflanzenteil aufgenommen, durch das es durchläuft, und es kann durch die Zwischengewebe der Pflanze die Pflanzengewebe beeinflussen, durch die Wasser nicht durchläuft. Nur das Pflanzengewebe macht es für Wasser möglich zu wirken, während der Menschen durch zum Beispiel seine Glieder bewusst handeln kann. Der Mensch kann mit seiner Hand seinen Körper berühren, ein Zweig einer Pflanze, der einem anderen nicht unmittelbar anliegt, kann aber einen anderen Zweig nur durch den Wind oder eine andere Außenwirkung berühren.

Die Wahrnehmung vom Menschen von dem Fakt, dass so ein begrenztes Lebenssystem wie eine Pflanze - auf die Dynamikebene im Raum bezogen, leben kann – und manche Arten mehrere Jahrhunderte – erlaubt es dem Menschen die Ressourcen seines Körpers, Bewusstseins und Geistes zu mobilisieren, um für sich selbst das ewige Leben sicherzustellen. Intuitions- und logischerweise ist klar, dass der Raum eine Quelle der Information ist. Pflanzen - wenn sie sich in demselben Raumbereich befinden - bekommen die für ein langes Leben notwendige Informationsmenge. Es stellt sich die Frage: wie erreichen dies die Pflanzen – aus Sicht des Postulates des Vorhandenseins einer bestimmten Struktur, die dem Bewusstsein des Menschen ähnelt, in jeder Lebensform? Die Antwort liegt darin, dass die Pflanzen auf eine andere Weise auf den Raum in der Struktur, die der Wahrnehmung des Menschen ähnelt, reagieren. Wenn der Mensch an eine Pflanze denkt, nimmt er die Pflanze auf Grund des gegebenen Wissens der modernen Zivilisation über Photosynthese als eine der Quellen seines Lebens wahr. Deswegen fühlt der Mensch auf der Bewusstseinsebene bei dieser Art Wahrnehmung eine positive helle Welle. Von dem Raum geht ebenso eine helle Welle aus, da der Raum in dem System der menschlichen Logik nebst der Pflanze, die durch die Photosynthese Sauerstoff produziert, ebenso eine Quelle des Lebens ist. Wenn der Mensch eine Pflanze beobachtet, kann er das Phänomen der Verlangsamung der Zeit analysieren, da in dem Bewusstsein des Menschen die Zeit grundsätzlich mit einer bestimmten Menge der Handlungen verbunden ist, und die Pflanze nicht mobil ist. In diesen Gedanken kann man auf der geistigen Ebene sehen, dass die Zeit, die eine Substanz in dem Wahrnehmungsformat darstellt, die Pflanze beeinflusst. Dann kann man durch eine schnelle Gedankenbewegung auf den Menschen übergehen und feststellen, dass wenn Sie mit Ihren inneren Augen beobachten, wie die Zeit das Bild des Menschen beeinflusst, die Substanz der Zeit schnell die Fangarme, deren Form dem Wurzelsystem der Pflanze ähnelt, von Ihnen weg nimmt.

Durch diese Methode können Sie lernen, außerhalb der Zeitinformation, die Ihr Bewusstsein wahrnimmt, zu leben. Und das ist die Methode des Sicherstellens des ewigen Lebens. Hier kann man ebenso erkennen, dass wenn Sie in diesem Training ein verallgemeinertes Bild des Menschen betrachten, Sie im ersten Moment sich selbst sehen. Genauso befindet sich auch das Wasser, das in den Kapillaren von Pflanzen filtriert wird, immer innerhalb der Pflanzen. Der Raum, in dem das Wasser in den Pflanzen gefiltert wird, ähnelt dem geschlossenen Raum des Denkens mit dem Unterschied, dass ein Gedanke unendliche Kennzeichen auf der Ebene der Berührung mit dem Geist und der Seele des Menschen besitzt. Der Schöpfer formt den Raum, in dem sich der Mensch befindet, dadurch, dass er die geistigen Eigenschaften des Menschen mit seiner Seele vereint. Deswegen ist der Standort des Menschen im Raum meistens kein Zufall, da er durch die inneren Verbindungen des Geistes und der Seele des Menschen mit seinem Bewusstsein zustande kommt, dabei ist das Bewusstsein mit den Zielen des Menschen und der gesamten Gesellschaft verbunden. Daraus kann man schließen, dass die ursprüngliche Weltstruktur den Raum nach der Idee der ewigen Entwicklung erschafft. Die Gedanken an die ewige Entwicklung vergrößern den Lebensraum nicht nur in den Gedanken, sondern auch in der physischen Realität: von der Errichtung von Häusern angefangen und bis zur Steuerung des Raums auf der Basis der geistigen Fähigkeiten. Wie das Wasser, das die Pflanzenkapillare hinaufläuft, den Lebensraum der Pflanze vergrößert, so erschafft der Gedanke des Menschen aus dem Gedankenraum auf Grund seiner Unendlichkeit und Verbindung mit dem Geist des Menschen unendliche

Räume für das Leben des Menschen.

Es gibt einen bekannten Spruch „Cogito, ergo sum" (lateinisch „ich denke, das heißt ich existiere"), aus dem folgt, dass wenn es einen Gedanken gibt, dann gibt es auch einen Raum, in dem der Mensch lebt. Kraft Unzertrennlichkeit der Begriffe „Mensch" und „Raum" auf der Schnittstelle der Informationsbegriffe, die diesen Begriffen entsprechen, kann man die Methode der ewigen Leben entdecken, die darin liegt, dass der ewige Raum auf eine natürliche Weise den ewigen Menschen berühren soll. Das Erforschen des Raums durch eigenes Bewusstsein und eigenen Geist erlaubt es, die Raumbereiche zu finden, aus denen die Auferstandenen in die physische Realität zurückkehren. Man kann die Raumformen finden, deren Wahrnehmung es dem Menschen möglich macht, nicht zu sterben – diese Formen kann man sich ebenso in Form von Zahlenreihen vorstellen, die im Kern eine der Formvariationen sind, wenn man diese nicht als Zahlen sondern als eine Zeichnung wahrnimmt. Allerdings kann man diese Zeichnung als eine Zahlenreihe wahrnehmen, die in sich eine große Informationsmenge tragen kann. Mithin macht der Mensch eine Zahlenreihe in Form einer Zeichnung dynamisch - aus der Sicht allgemeiner Verbindungen – durch seine Wahrnehmung der Information der Reihe und des Denkens. Das bedeutet, dass der Mensch fähig ist, durch sein Denken eine dynamische Form zu erschaffen, indem er darüber nachdenkt, was ein statisches Objekt bedeutet. Und in einer dynamischen Form kann man immer die Form finden, die das ewige Leben des Menschen sicherstellt.

Auf diese Weise, wenn Sie sich auf die Pflanzenzahlen konzentrieren durch eine einzigartige Adresse, die der gegebenen Pflanze entspricht, gelangen Sie durch Ihr Bewusstsein in den Raum, der die Eigenschaft besitzt, Ihnen die Eigenschaften der Ewigkeit zu übergeben. Durch die Zahlen, die den gegebenen Pflanzen entsprechen, vergrößern Sie Ihre Anwesenheit und Ihr Wissen über das ewige Leben im Kollektivbewusstsein. Dies macht es Ihnen möglich, das ewige Leben bereits durch das Kollektivbewusstsein selbst sicherzustellen.

Die Methoden des Nichtsterbens, Auferstehens, der Verjüngung, Regenerierung des Körpers und des ewigen, gesunden und harmonischen Lebens kann man realisieren, indem man die in diesem Buch beschriebenen Konzentrationen auf die Pflanzenzahlen anwendet.

Die Methoden sind durch die bestimmten Koordinaten im Kollektivbewusstsein fixiert, die bestimmten Pflanzen entsprechen, was erlaubt, auf der Bewusstseinsebene den Zugang zu der Methodeninformation zu beschleunigen.

Jeder Pflanze entspricht eine Zahl der ewigen Entwicklung der Welt. In diesem Buch kann man durch das Betrachten der Pflanzenzahlen das Wissen erlangen, das es ihm ermöglicht, selbständig die Methode der Bestimmung der Zahl der ewigen Entwicklung von Lebewesen zu lernen und generell die Zahl der Ewigkeit in einem Objekt zu erkennen, in jedem Objekt der Realität, in jeder Information. In einer Information über eine Zahl befindet sich eine andere Zahl. Die Zahlenreihen sind meistens nicht so einfach, wie sie scheinen. Das Können, den Sinn einer konkreten Zahl in den Ereignissen durch das Verstehen

© Г. П. Грабовой, 1998

von Zusammenhängen, die diese Ereignisse betreffen, wahrzunehmen, erlaubt es, das Bewusstsein bis zum Niveau der Berührung der Handlung des Bewusstseins mit der des Geistes zu entwickeln. Dies beschleunigt die Steuerung der Ereignisse in Richtung der ewigen Entwicklung. Die Entwicklung der Konzentration auf die Pflanzenzahlen durch die in diesem Buch beschriebene Methode führt zu der geistigen Wahrnehmung der Information, die das Bewusstsein des Menschen erschafft, das das ewige Leben des Menschen sicherstellt. Die Darstellung einer Zahl durch eine andere, durch die Ausrichtung der dieser Zahl entsprechenden Ereignisse, ist mit der Photosynthese zu vergleichen. Auf dem Bewusstseinsniveau kann man sich den Prozess vorstellen, wenn die Sonne in den inneren Prozessen der Photosynthese konzentriert ist. Dadurch kann man erkennen, dass es im Inneren jedes Lebewesens die Information der ganzen Makrowelt, die dieses Lebewesen umgibt, gibt. Praktisch kann man sich die beschriebenen Daten als eine leuchtende Sphäre vorstellen und diese dann in den Bereich des Daseins der Pflanze versetzen. In diesem Fall geschieht eine so genannte Sättigung mit dem Verstand der Pflanze, die zur Verbesserung der Lebensfähigkeit der Pflanze führt. Auf eine ähnliche Weise können sich alle Lebewesen ewig entwickeln – durch die Übergabe der Information des Lebens. Deswegen je mehr es Lebewesen im Raum gibt, desto schneller tritt das ewige Leben für alle Lebenssysteme ein. Bei der Anwendung der in diesem Buch beschriebenen Methoden kann man sich auf die Zahlen konzentrieren, indem man diese gedanklich ausspricht, um eine regenerierende Wirkung für den Körper, die

Pflanzen besitzen, zu erzielen. So eine Methode, die es dem Menschen erlaubt, sich auf Kosten der Umwelt zu regenerieren, kann als eine effektive Methode bezeichnet werden, da der Mensch immer mit der Umwelt in Kontakt steht.

Man kann die Zahlenreihen gedanklich aussprechen - von links nach rechts und umgekehrt – um die Technologien der ewigen Entwicklung zu erlernen.

Das Ziel der Anwendung von Zahlenreihen, die den Pflanzen entsprechen, muss die Entwicklung des geistigen Zustandes des Menschen bis zu dem Niveau der Realisierung der allgemeinen ewigen Entwicklung sein.

Man kann versuchen, sich vorzustellen, wie die Welt die Pflanzen wahrnimmt, und dadurch kann man die Welt durch das System, das der Wahrnehmung des Menschen ähnelt und jedem Lebewesen entspricht, erforschen lernen. Bei diesem Erforschen kann man einen bestimmten Informationsvektor absondern, der dem Streben nach dem ewigen Leben aller Lebewesen entspricht. Auf diese Weise kann man erkennen, dass dieser Vektor bei allen Lebewesen dieselbe Richtung hat – die Richtung der ewigen Entwicklung. Wenn man durch sein Bewusstsein die Information verstärkt, die der Richtung des allgemeinen ewigen Lebens entspricht, kann man den Prozess durchführen, der der Übermittlung der Information über die Methoden des ewigen Lebens an die Pflanzen und andere Lebewesen ähnlich ist, und eine Rückmeldung der Ewigkeit für den Menschen bekommen. Da es sehr viel Pflanzen gibt, kann man entsprechend viel von der Praxis der Steuerung der ewigen Entwicklung bekommen.

Folgend sind die Pflanzenbezeichnungen sowie die diesen Pflanzen entsprechenden Zahlen aufgeführt. Wenn man sich auf diese konzentriert, kann man die Regenerierung des Körpers erreichen. In den darauf folgenden Methoden kann man das Ergebnis erzielen, das der Methodenbezeichnung entspricht – durch die Konzentration auf die Zahlen und durch das in den Methoden beschriebene Verfahren.

Konzentration auf die Zahlen der Pflanzen für die Regenerierung des Körpers

Hierochloe borealis – MARIENGRAS - 519 498 714 219 819
Die **Methode des Nichtsterbens - 219491**
Die **Methode des Auferstehens - 298641**
Die **Methode der Verjüngung - 291318**
Die **Methode der Regenerierung des Körpers - 498514**
Die **Methode des ewigen, gesunden und harmonischen Lebens - 497541**

Hordeum vulgare - GERSTE - 549 478 214 497 891
Die **Methode des Nichtsterbens - 514 498471**
Die **Methode des Auferstehens - 494891**
Die **Methode der Verjüngung - 549648514**
Die **Methode der Regenerierung des Körpers - 49854964971**
Die **Methode des ewigen, gesunden und**

harmonischen Lebens - 497498598 71

Houttuynia cordata - GAUTEYNIA HERZFÖRMIG -
549 475 894 674 891

Die **Methode des Nichtsterbens** - 498497 91

Die **Methode des Auferstehens** - 549 48549

Die **Methode der Verjüngung** - 649 79 81

Die **Methode der Regenerierung des Körpers** - 549 69541

Die **Methode des ewigen, gesunden und harmonischen Lebens** - 498 74 81

Hovenia dulcis – HOVENIE – 549 497 894 649 718

Die **Methode des Nichtsterbens** - 54931981

Die **Methode des Auferstehens** - 498 97 81

Die **Methode der Verjüngung** - 498549581

Die **Methode der Regenerierung des Körpers** - 598 64 91

Die **Methode des ewigen, gesunden und harmonischen Lebens** - 498 97 91

Humulus japonicus - HOPFEN JAPANISCH -
481 496 475 894 818

Die **Methode des Nichtsterbens** - 495819

Die **Methode des Auferstehens** - 694817

Die **Methode der Verjüngung** - 549894

Die **Methode der Regenerierung des Körpers** - 54851971

Die **Methode des ewigen, gesunden und harmonischen Lebens**
- **497819498**

Hydropyrum latifolium - REISGRAS - 593 497 894 697 498

Die **Methode des Nichtsterbens - 219 64**

Die **Methode des Auferstehens - 498 81**

Die **Methode der Verjüngung - 497 91**

Die **Methode der Regenerierung des Körpers - 519498719481**

Die **Methode des ewigen, gesunden und harmonischen Lebens**
- **319 89 81**

Hyoscyamus niger - BILSENKRAUT SCHWARZ -
519 498 649 781 319

Die **Methode des Nichtsterbens - 319 64**

Die **Methode des Auferstehens - 519 79 89 41**

Die **Methode der Verjüngung - 319498 81**

Die **Methode der Regenerierung des Körpers - 549 6481**

Die **Methode des ewigen, gesunden und**
harmonischen Lebens - 481

Hypericum chinense – HARTHEU CHINESISCH -
519 497 485 648 741

Die **Methode des Nichtsterbens - 219 64 89**

Die **Methode des Auferstehens - 498 78 81**

Die **Methode der Verjüngung - 549 89**

Die **Methode der Regenerierung des Körpers -**
918 49589 64 81

Die **Methode des ewigen, gesunden und harmonischen Lebens - 498 74**

Hypoxis aurea - ALETRIS - 549 891 649 894 718

Die **Methode des Nichtsterbens - 219 89**

Die **Methode des Auferstehens - 498 71 49**

Die **Methode der Verjüngung - 498 71**

Die **Methode der Regenerierung des Körpers - 497 64**

Die **Methode des ewigen, gesunden und harmonischen Lebens - 497 89 81**

**Ilex cornuta - STECHDORN GEHÖRNT -
594 471 489 649 791**

Die **Methode des Nichtsterbens - 219 64**

Die **Methode des Auferstehens - 498 79**

Die **Methode der Verjüngung - 598 79 81**

Die **Methode der Regenerierung des Körpers - 498 64 92**

Die **Methode des ewigen, gesunden und harmonischen Lebens - 489 69 71**

**Ilex pedunculosa - STECHDORN FALLEND -
498 649 714 819 317**

Die **Methode des Nichtsterbens - 249 71**

Die **Methode des Auferstehens** - 498 93

Die **Methode der Verjüngung** - 598 89

Die **Methode der Regenerierung des Körpers** - 749 89 74

Die **Methode des ewigen, gesunden und harmonischen Lebens** - 496 89 91

Illicum anisatum - STERNANIS - 498 471 519 697 894

Die **Methode des Nichtsterbens** - 219 48

Die **Methode des Auferstehens** - 498714

Die **Methode der Verjüngung** - 219497

Die **Methode der Regenerierung des Körpers** - 497894518 91

Die **Methode des ewigen, gesunden und harmonischen Lebens** - 694 97 84849197 1

Impatiens balsamina - SPRINGKRAUTGEWÄCHSE - 519 647 894 698 741

Die **Methode des Nichtsterbens** - 214 64 81

Die **Methode des Auferstehens** - 498 97 89

Die **Methode der Verjüngung** - 214 89 91

Die **Methode der Regenerierung des Körpers** - 519 84 89 71

Die **Methode des ewigen, gesunden und harmonischen Lebens** - 498 67 94

Imperata arundinacea - IMPERATA SCHILFROHR - 498 064 371 294 491

Die **Methode des Nichtsterbens** - 214 64

Die **Methode des Auferstehens** - 498 97 98 49 71

Die **Methode der Verjüngung** - 214 98 84

Die **Methode der Regenerierung des Körpers** - 594 98 64 81

Die **Methode des ewigen, gesunden und harmonischen Lebens** - 319 48 81 54 81

Incarvillea sinensis - INLARVILLEA CHINESISCH - 519 497 894 648 741

Die **Methode des Nichtsterbens** - 218 49

Die **Methode des Auferstehens** - 497541

Die **Methode der Verjüngung** - 218 49

Die **Methode der Regenerierung des Körpers** - 649 71 84

Die **Methode des ewigen, gesunden und harmonischen Lebens** - 319498 81

Indigofera sp. - INDIGO - 549 478 714 648 841

Die **Methode des Nichtsterbens** - 219 64 84

Die **Methode des Auferstehens** - 498 78 21

Die **Methode der Verjüngung** - 219 49 81497

Die **Methode der Regenerierung des Körpers** - 219451

Die **Methode des ewigen, gesunden und harmonischen Lebens** - 497 89598 64971

© Г. П. Грабовой, 1998

Inula chinensis - ALANT CHINESISCH -

519 649 849 718 491

Die **Methode des Nichtsterbens - 594 81**

Die **Methode des Auferstehens - 219 49518 91**

Die **Methode der Verjüngung - 3495 48**

Die **Methode der Regenerierung des Körpers - 519 64481**

Die **Methode des ewigen, gesunden und harmonischen Lebens - 319 64841**

Ipomoea aquatica - WASSERIMPOMEA -

498 894 749 647 891

Die **Methode des Nichtsterbens - 219 64**

Die **Methode des Auferstehens - 519 89**

Die **Methode der Verjüngung - 219 68**

Die **Methode der Regenerierung des Körpers - 519498713**

Die **Methode des ewigen, gesunden und harmonischen Lebens - 498497514**

Ipomoea batatas - KNOLLENWINDEIMPOMEA -

514 489 718 618 714

Die **Methode des Nichtsterbens - 218 98 84 71**

Die **Methode des Auferstehens - 264 78**

Die **Methode der Verjüngung - 294319 48**

Die **Methode der Regenerierung des Körpers - 598491**

Die **Methode des ewigen, gesunden und**

harmonischen Lebens - 469218481

Iris ensata - IRIS SCHWERTFÖRMIG - 498 619 718 894 741
Die Methode des Nichtsterbens - 218 64891
Die Methode des Auferstehens - 218 94 78
Die Methode der Verjüngung - 249 48 81
Die Methode der Regenerierung des Körpers - 517 89
Die Methode des ewigen, gesunden und harmonischen Lebens - 548 93 71

Iris sibirica - IRIS SIBIRISCH - 548 491 719 648 714
Die Methode des Nichtsterbens - 219 71
Die Methode des Auferstehens - 548541
Die Methode der Verjüngung - 319 89
Die Methode der Regenerierung des Körpers - 549 64181
Die Methode des ewigen, gesunden und harmonischen Lebens - 549 79841

Ixora stricta - IKSORAWURZ - 549 648 749 798 549
Die Methode des Nichtsterbens - 215 648
Die Methode des Auferstehens - 549 71
Die Methode der Verjüngung - 549 718
Die Methode der Regenerierung des Körpers - 749 81
Die Methode des ewigen, gesunden und harmonischen Lebens - 648 19 81

Jasminum nudiflorum - JASMIN LEERBLÜTIG -
514 498 714 897 848

Die Methode des Nichtsterbens - 649 794 81

Die Methode des Auferstehens - 219 74841

Die Methode der Verjüngung - 548 74

Die Methode der Regenerierung des Körpers - 584 94 81

Die Methode des ewigen, gesunden und harmonischen Lebens - 319 64 81

Jasminum officinale - JASMIN MEDIZINISCH -
498 749 781 648 714

Die Methode des Nichtsterbens - 218 64

Die Methode des Auferstehens - 498 91

Die Methode der Verjüngung - 219 74 81

Die Methode der Regenerierung des Körpers - 549 89

Die Methode des ewigen, gesunden und harmonischen Lebens - 478 89491

Jasminum sambac - JASMIN SAMBAC -
349 648 794 894 891

Die Methode des Nichtsterbens - 214819

Die Methode des Auferstehens - 514 81

Die Methode der Verjüngung - 219 79

Die Methode der Regenerierung des Körpers - 519 4981

Die Methode des ewigen, gesunden und

harmonischen Lebens - 319 49 81

Jatropha janipha - BRECHNUSS - 549 497 894 649 748
Die **Methode des Nichtsterbens** - 219 81
Die **Methode des Auferstehens** - 219 49 48
Die **Methode der Verjüngung** - 219 81
Die **Methode der Regenerierung des Körpers** - 549 68
Die **Methode des ewigen, gesunden und** harmonischen Lebens - 319 81

Juglans regia - WALNUSS - 219 497 498 849 641
Die **Methode des Nichtsterbens** - 218 74
Die **Methode des Auferstehens** - 219 68 41 89498714819617
Die **Methode der Verjüngung** - 319 81
Die **Methode der Regenerierung des Körpers** - 319 64 81
Die **Methode des ewigen, gesunden und harmonischen Lebens** - 314 89719889714

Juncus communis - YUNKUS ECHT - 319 648 717 849 648
Die **Methode des Nichtsterbens** - 219 78
Die **Methode des Auferstehens** - 319 64841
Die **Methode der Verjüngung** - 319 89317
Die **Methode der Regenerierung des Körpers** - 619 89 81
Die **Methode des ewigen, gesunden und harmonischen Lebens** - 316 84 71

Juniperus chinensis - WACHOLDER CHINESISCH -
318 649 517 849 648

Die **Methode des Nichtsterbens** - 219 71 48

Die **Methode des Auferstehens** - 498 31 81

Die **Methode der Verjüngung** - 219 78

Die **Methode der Regenerierung des Körpers** - 649 71

Die **Methode des ewigen, gesunden und harmonischen Lebens** - 319 78

Justicia procumbens - JUSTIZ HINGEBREITET -
319 648 749 681 719

Die **Methode des Nichtsterbens** - 219 71

Die **Methode des Auferstehens** - 218 49

Die **Methode der Verjüngung** - 218 4971

Die **Methode der Regenerierung des Körpers** - 548 98741

Die **Methode des ewigen, gesunden und harmonischen Lebens** - 319 78

Kaempferia galanga - KEMPHERIA GALANG -
314 497 894 649 718

Die **Methode des Nichtsterbens** - 219491

Die **Methode des Auferstehens** - 319478

Die **Methode der Verjüngung** - 318498517

Die **Methode der Regenerierung des Körpers** - 319519498517

Die **Methode des ewigen, gesunden und**

harmonischen Lebens - 319498714

Kaempferia pundurata - KEMPHERIA PANDURATA -
318 498 714 649 718
Die Methode des Nichtsterbens - 219498 78 71
Die Methode des Auferstehens - 319498519 71
Die Methode der Verjüngung - 218 74
Die Methode der Regenerierung des Körpers - 549 68
Die Methode des ewigen, gesunden und
harmonischen Lebens - 319 78

Kerria japonica - KERRIE JAPANISCH -
519 617 498 897 491
Die Methode des Nichtsterbens - 219 64
Die Methode des Auferstehens - 298 71
Die Methode der Verjüngung - 291 79
Die Methode der Regenerierung des Körpers - 594 81
Die Methode des ewigen, gesunden und harmonischen Lebens
- 319 78 84

Kochia scoparia - RADMELDE STABFÖRMIG -
316 497 894 715 841
Die Methode des Nichtsterbens - 219 67
Die Methode des Auferstehens - 318 49
Die Methode der Verjüngung - 219 79 81

Die **Methode der Regenerierung des Körpers** - 519 64

Die **Methode des ewigen, gesunden und harmonischen Lebens** - 519 64

Koelreuteria paniculata - SEIFENBAUM - 497 849 649 718 314

Die **Methode des Nichtsterbens** - 219 68491

Die **Methode des Auferstehens** - 219518571

Die **Methode der Verjüngung** - 319 89 64

Die **Methode der Regenerierung des Körpers** - 649 81319

Die **Methode des ewigen, gesunden und harmonischen Lebens** - 318 64 91

Kyllingia monocephala - KULLINGIA EINKÖPFIG - 319 648 714 498 841

Die **Methode des Nichtsterbens** - 218 49 61

Die **Methode des Auferstehens** - 518 49498

Die **Methode der Verjüngung** - 219 64

Die **Methode der Regenerierung des Körpers** - 319 64 81

Die **Methode des ewigen, gesunden und harmonischen Lebens** - 318 68 71

Lactuca sp. - GARTENKOPFSALAT - 318 498 478 647 845

Die **Methode des Nichtsterbens** - 216 48

Die **Methode des Auferstehens** - 218 74

Die **Methode der Verjüngung - 319481**

Die **Methode der Regenerierung des Körpers - 519647**

Die **Methode des ewigen, gesunden und harmonischen Lebens - 31964871851**

Lactuca denticulata - SALAT KLEINGEZÄHNT - 319 497 894 647 841

Die **Methode des Nichtsterbens - 219 64**

Die **Methode des Auferstehens - 218 49 81**

Die **Methode der Verjüngung - 519 64 78**

Die **Methode der Regenerierung des Körpers - 549 81**

Die **Methode des ewigen, gesunden und harmonischen Lebens - 319 48 79**

Lagenaria vulgaris - ZUCCHINI FLASCHENFÖRMIG - 319 648 749 849 314

Die **Methode des Nichtsterbens - 218 894 41**

Die **Methode des Auferstehens - 519 71**

Die **Methode der Verjüngung - 593 41**

Die **Methode der Regenerierung des Körpers - 518 61**

Die **Methode des ewigen, gesunden und harmonischen Lebens - 319 78 41**

Lampsana apogonoides - MILCHKRAUT - 514 538 714 845 547

Die Methode des Nichtsterbens - 491 648 715
Die Methode des Auferstehens - 498 49 81
Die Methode der Verjüngung - 495 71
Die Methode der Regenerierung des Körpers - 497 64 81
Die Methode des ewigen, gesunden und
harmonischen Lebens - 319 71

Lathyrus maritimus - PLATTERBSE - 549 648 749 741 848
Die Methode des Nichtsterbens - 214 78 81
Die Methode des Auferstehens - 298 41
Die Methode der Verjüngung - 498 84
Die Methode der Regenerierung des Körpers - 318 61
Die Methode des ewigen, gesunden und harmonischen Lebens - 319418514

Lawsonia alba - HENNA WEIß - 481 479 491 851 461
Die Methode des Nichtsterbens - 219 618 81
Die Methode des Auferstehens - 314 71
Die Methode der Verjüngung - 918 41
Die Methode der Regenerierung des Körpers - 319 61
Die Methode des ewigen, gesunden und harmonischen Lebens - 494818514

Leaven - BIERHEFE - 319 518 848 497 481
Die Methode des Nichtsterbens - 214 61

Die **Methode des Auferstehens** - 518 74 841

Die **Methode der Verjüngung** - 549 71

Die **Methode der Regenerierung des Körpers** - 649 71

Die **Methode des ewigen, gesunden und harmonischen Lebens** - 319 84 71

Lemna minor - MEERLINSE - 454 617 549 748 814

Die **Methode des Nichtsterbens** - 214519 1

Die **Methode des Auferstehens** - 29

Die **Methode der Verjüngung** - 291454981

Die **Methode der Regenerierung des Körpers** - 48541

Die **Methode des ewigen, gesunden und harmonischen Lebens** - 31981

Leonurus macranthus - HERZGESPANN GROßBLÜTIG - 214 617 849 498 714

Die **Methode des Nichtsterbens** - 214

Die **Methode des Auferstehens** - 18

Die **Methode der Verjüngung** - 219 41

Die **Methode der Regenerierung des Körpers** - 284518

Die **Methode des ewigen, gesunden und harmonischen Lebens** - 316 71 84 59 91 78

Leonurus sibiricus - HERZGESPANN SIBIRISCH - 495 617 491 718 481

Die **Methode des Nichtsterbens** - **19454981**

Die **Methode des Auferstehens** - **497518**

Die **Methode der Verjüngung** - **219514**

Die **Methode der Regenerierung des Körpers** - **319471**

Die **Methode des ewigen, gesunden und harmonischen Lebens** - **319489519711**

Lichens - FLECHTE - 148 478 491 649 714

Die **Methode des Nichtsterbens** - **219 61**

Die **Methode des Auferstehens** - **498 71**

Die **Methode der Verjüngung** - **319 78**

Die **Methode der Regenerierung des Körpers** - **519 714**

Die **Methode des ewigen, gesunden und harmonischen Lebens** - **518419**

Ligustrum lucidum - HARTRIEGEL - 564 718 498 678 841

Die **Methode des Nichtsterbens** - **219 64 81**

Die **Methode des Auferstehens** - **319 68 84891**

Die **Methode der Verjüngung** - **314 81**

Die **Methode der Regenerierung des Körpers** - **518 78**

Die **Methode des ewigen, gesunden und harmonischen Lebens** - **419 69 81**

Lilium brownii, L. tigrinum - LILIE - 549 478 318 649 714

Die **Methode des Nichtsterbens** - **219 89 71**

Die **Methode des Auferstehens** - 514 81

Die **Methode der Verjüngung** - 319 84

Die **Methode der Regenerierung des Körpers** - 498 74 91

Die **Methode des ewigen, gesunden und harmonischen Lebens** - 318 98489 71

Lilium concolor - LILIE EINBLÜTIG - 318 491 518 647 841

Die **Methode des Nichtsterbens** - 319 61

Die **Methode des Auferstehens** - 514 89 78491

Die **Methode der Verjüngung** - 649 98 71

Die **Methode der Regenerierung des Körpers** - 598 79 41

Die **Methode des ewigen, gesunden und harmonischen Lebens** - 949 64 71

Limnanthemum nymphoides - WASSERSEEKANNE - 549 618 714 754 841

Die **Methode des Nichtsterbens** - 497 498 81

Die **Methode des Auferstehens** - 317 89 91

Die **Methode der Verjüngung** - 894 71

Die **Methode der Regenerierung des Körpers** - 694 81

Die **Methode des ewigen, gesunden und harmonischen Lebens** - 319 49381

Limnanthemum peltatum - SEEKANNE SCHILDARTIG - 549 691 712 491 841

Die **Methode des Nichtsterbens** - 218 64841

Die **Methode des Auferstehens** - 319 89 71

Die **Methode der Verjüngung** - 713 84

Die **Methode der Regenerierung des Körpers** - 514 89 71

Die **Methode des ewigen, gesunden und harmonischen Lebens** - 497 89 41

Lindera glauca - LINDERA GRAU - 549 648 718 319 481

Die **Methode des Nichtsterbens** - 319 64

Die **Methode des Auferstehens** - 219 81

Die **Methode der Verjüngung** - 319 78

Die **Methode der Regenerierung des Körpers** - 519 71

Die **Methode des ewigen, gesunden und harmonischen Lebens** - 319 84 85

Lindera sericea - BENZOEBAUM - 319 678 491 895 541

Die **Methode des Nichtsterbens** - 216 81

Die **Methode des Auferstehens** - 398594 71

Die **Methode der Verjüngung** - 219 78

Die **Methode der Regenerierung des Körpers** - 649 81

Die **Methode des ewigen, gesunden und harmonischen Lebens** - 319 89714

Lindera tzumu - LINDERA TSUMI - 318 471 749 894 518

Die **Methode des Nichtsterbens** - 314 81

Die **Methode des Auferstehens** - 219 78 81

Die **Methode der Verjüngung** - 219498 91

Die **Methode der Regenerierung des Körpers** - 548 31

Die **Methode des ewigen, gesunden und harmonischen Lebens** - 319 84

Linum perenne - LEIN MEHRJÄHRUG -
549 478 214 648 714

Die **Methode des Nichtsterbens** - 214893 519 895 61

Die **Methode des Auferstehens** - 218 61

Die **Methode der Verjüngung** - 298 74

Die **Methode der Regenerierung des Körpers** - 748 78

Die **Methode des ewigen, gesunden und harmonischen Lebens** - 319 61

Linum sativum - LEINSAAT - 316 498 598 491 471

Die **Methode des Nichtsterbens** - 216 81

Die **Methode des Auferstehens** - 317 89

Die **Methode der Verjüngung** - 594 81

Die **Methode der Regenerierung des Körpers** - 649 81

Die **Methode des ewigen, gesunden und harmonischen Lebens** - 497 89 85

Linum usitatissimum - LEIN ECHT - 495 478 219 317 214

Die **Methode des Nichtsterbens** - 217 68

Die **Methode des Auferstehens** - 218 71

Die **Methode der Verjüngung** - 298 41

Die **Methode der Regenerierung des Körpers** - 497 48

Die **Methode des ewigen, gesunden und harmonischen Lebens** - 319 85

Liquidambar altingiana - AMBRABAUM - 316 718 849 851 641

Die **Methode des Nichtsterbens** - 219 71

Die **Methode des Auferstehens** - 219 49 81

Die **Methode der Verjüngung** - 289 78

Die **Methode der Regenerierung des Körpers** - 549 75

Die **Methode des ewigen, gesunden und harmonischen Lebens** - 497 21 48

Liquidambar formosana - AMBRABAUM FORMOSE - 471 649 548 649 718

Die **Methode des Nichtsterbens** - 219 61

Die **Methode des Auferstehens** - 489 78

Die **Methode der Verjüngung** - 21949851

Die **Methode der Regenerierung des Körpers** - 549 84

Die **Methode des ewigen, gesunden und harmonischen Lebens** - 478 41

Lithospermum officinale - STEINSAME MEDIZINISCH -

319 497 894 641 841

Die **Methode des Nichtsterbens** - 598 641 018

Die **Methode des Auferstehens** - 317 289 048 91

Die **Methode der Verjüngung** - 598 641 798 891

Die **Methode der Regenerierung des Körpers** - 594371 901

Die **Methode des ewigen, gesunden und harmonischen Lebens** - 539489069

Litsea glauca - LIZEA GRAU - 549 748 681 678 491

Die **Methode des Nichtsterbens** - 219 81

Die **Methode des Auferstehens** - 497 89

Die **Methode der Verjüngung** - 219 74 81

Die **Methode der Regenerierung des Körpers** - 514 94 81

Die **Methode des ewigen, gesunden und harmonischen Lebens** - 319 48 71

Lobelia radicans - LOBELIE GEWURZELT - 519 491 648 745 841

Die **Methode des Nichtsterbens** - 219 47

Die **Methode des Auferstehens** - 549 98 71

Die **Methode der Verjüngung** - 549 71

Die **Methode der Regenerierung des Körpers** - 548 79 61

Die **Methode des ewigen, gesunden und harmonischen Lebens** - 319 78

Lonicera japonica - HECKENKIRSCHE JAPANISCH -
549 713 489 648 718

Die **Methode des Nichtsterbens** - 213 619 498

Die **Methode des Auferstehens** - 219 71

Die **Methode der Verjüngung** - 218 79 81

Die **Methode der Regenerierung des Körpers** - 319 64

Die **Methode des ewigen, gesunden und harmonischen Lebens** - 318 94 87

Lophanthus rugosus - RIESENYSOP - 318 497 648 751 641

Die **Methode des Nichtsterbens** - 218 64841

Die **Methode des Auferstehens** - 218419

Die **Methode der Verjüngung** - 219 64 81

Die **Methode der Regenerierung des Körpers** - 519 84 71

Die **Methode des ewigen, gesunden und harmonischen Lebens** - 319 48 81

Lophatherum elatum - LOPHATERIUM ELATUM -
518 497 478 641 841

Die **Methode des Nichtsterbens** - 219 64

Die **Methode des Auferstehens** - 214 78 81

Die **Methode der Verjüngung** - 214859 61

Die **Methode der Regenerierung des Körpers** - 938 85

Die **Methode des ewigen, gesunden und harmonischen Lebens** - 498 49 71

Loranthus sp. - MISTEL - 491 685 749 549 841

Die **Methode des Nichtsterbens** - 284 71

Die **Methode des Auferstehens** - 748 98

Die **Methode der Verjüngung** - 531 48

Die **Methode der Regenerierung des Körpers** - 491549

Die **Methode des ewigen, gesunden und harmonischen Lebens** - 498741

Lotus corniculatus - HORNKLEE GEHÖRNT - 649 718 848 547 319

Die **Methode des Nichtsterbens** - 219 714317 81

Die **Methode des Auferstehens** - 491 81

Die **Methode der Verjüngung** - 219 78

Die **Methode der Regenerierung des Körpers** - 498 91

Die **Methode des ewigen, gesunden und harmonischen Lebens** - 469 78

Luffa cylindrica - SCHWAMMKÜRBIS ZYLINDERFÖRMIG - 549 647 498 754 191

Die **Methode des Nichtsterbens** - 219 78

Die **Methode des Auferstehens** - 218 64

Die **Methode der Verjüngung** - 218411

Die **Methode der Regenerierung des Körpers** - 319016

Die **Methode des ewigen, gesunden und harmonischen Lebens**

- 498510641

Luisia teres - LOUISE - 549 647 849 718 641

Die **Methode des Nichtsterbens** - 214 48 91

Die **Methode des Auferstehens** - 218 49841

Die **Methode der Verjüngung** - 218514317

Die **Methode der Regenerierung des Körpers** - 319418714

Die **Methode des ewigen, gesunden und harmonischen Lebens** - 514 89 64

Lychnis - SCHARLACHLICHTNELKE -
549 648 781 498 841

Die **Methode des Nichtsterbens** - 218 49 81

Die **Methode des Auferstehens** - 219 61

Die **Methode der Verjüngung** - 518 71

Die **Methode der Regenerierung des Körpers** - 584 71

Die **Methode des ewigen, gesunden und harmonischen Lebens** - 319 84

Lycium chinense - BOCKSDORN CHINESISCH -
548 647 841 678 841

Die **Methode des Nichtsterbens** - 218 74

Die **Methode des Auferstehens** - 594 81

Die **Methode der Verjüngung** - 219 48 91

Die **Methode der Regenerierung des Körpers** - 319 64

Die **Methode des ewigen, gesunden und harmonischen Lebens**
- 319459819514

Lycoperdon - RIESENSTÄUBLING - 319 481 649 719 894
Die **Methode des Nichtsterbens - 519 61**
Die **Methode des Auferstehens - 319 49 89 71**
Die **Methode der Verjüngung - 497 89**
Die **Methode der Regenerierung des Körpers - 319 64 01**
Die **Methode des ewigen, gesunden und harmonischen Lebens**
- 719014 98

Lycopodium sp. - BÄRLAPP - 498 647 841 751 491
Die **Methode des Nichtsterbens - 214 48**
Die **Methode des Auferstehens - 497 48**
Die **Methode der Verjüngung - 749 81**
Die **Methode der Regenerierung des Körpers - 594 67**
Die **Methode des ewigen, gesunden und harmonischen Lebens**
- 319 81

Lycoris radiata - AMARYLLIS - 549 498 548 641 741
Die **Methode des Nichtsterbens - 214 71**
Die **Methode des Auferstehens - 219 84**
Die **Methode der Verjüngung - 319 89**
Die **Methode der Regenerierung des Körpers - 374 91**
Die **Methode des ewigen, gesunden und**

harmonischen Lebens - 364 98 14

Lysimachia eleutheroides - GELBWEIDERICH -
318 419 618 714 481
Die Methode des Nichtsterbens - 214518 64
Die Methode des Auferstehens - 319 81
Die Methode der Verjüngung - 218 71
Die Methode der Regenerierung des Körpers - 519 67
Die Methode des ewigen, gesunden und harmonischen Lebens - 319 48 71

Maba ebenos - EBENHOLZBAUM - 349 648 718 745 841
Die Methode des Nichtsterbens - 214 71
Die Methode des Auferstehens - 298 74
Die Methode der Verjüngung - 598 18
Die Methode der Regenerierung des Körpers - 719 64
Die Methode des ewigen, gesunden und harmonischen Lebens - 319 89 41

Macroclinidium verticillatum - MAKROKLINIDIUM -
314 478 641 841 848
Die Methode des Nichtsterbens - 248 71
Die Methode des Auferstehens - 314 98
Die Methode der Verjüngung - 594 71
Die Methode der Regenerierung des Körpers - 497 89

Die **Methode des ewigen, gesunden und harmonischen Lebens** - 319 84

Maesa doraena - MEZA - 318 491 649 718 841
Die **Methode des Nichtsterbens** - 218 64
Die **Methode des Auferstehens** - 294815
Die **Methode der Verjüngung** - 319418514
Die **Methode der Regenerierung des Körpers** - 317418519
Die **Methode des ewigen, gesunden und harmonischen Lebens** - 318417

Magnolia conspicua - MAGNOLIENBAUM - 548 617 318 419 314
Die **Methode des Nichtsterbens** - 218 67
Die **Methode des Auferstehens** - 214517
Die **Methode der Verjüngung** - 598741
Die **Methode der Regenerierung des Körpers** - 498719317
Die **Methode des ewigen, gesunden und harmonischen Lebens** - 619 618 81

Magnolia (Michelia) fuscata - MAGNOLIE BRÄUNLICH - 514 498 497 649 741
Die **Methode des Nichtsterbens** - 214 71
Die **Methode des Auferstehens** - 514 98 79
Die **Methode der Verjüngung** - 291 78

Die **Methode der Regenerierung des Körpers** - 594 91

Die **Methode des ewigen, gesunden und harmonischen Lebens** - 319 48 71

Magnolia hypoleuca - MAGNOLIE GIPOLEUKA - 319 497 841 649 718

Die **Methode des Nichtsterbens** - 217 48

Die **Methode des Auferstehens** - 519 74 81

Die **Methode der Verjüngung** - 319 85

Die **Methode der Regenerierung des Körpers** - 319 64

Die **Methode des ewigen, gesunden und harmonischen Lebens** - 318 48 71

Magnolia obovata - MAGNOLIE EIBLATTFÖRMIG - 516 718 319 648 714

Die **Methode des Nichtsterbens** - 218 71

Die **Methode des Auferstehens** - 319 79 81

Die **Methode der Verjüngung** - 317 48

Die **Methode der Regenerierung des Körpers** - 519 81

Die **Methode des ewigen, gesunden und harmonischen Lebens** - 319 64819

Malt - MALZ - 314 489 648 715 618

Die **Methode des Nichtsterbens** - 214819516

Die **Methode des Auferstehens** - 219712

Die **Methode der Verjüngung** - 319718

Die **Methode der Regenerierung des Körpers** - 319814

Die **Methode des ewigen, gesunden und harmonischen Lebens** - 318

Malva sp. - MALVE CHINESISCH - 614 489 713 498 714

Die **Methode des Nichtsterbens** - 218 64

Die **Methode des Auferstehens** - 218 78 91

Die **Methode der Verjüngung** - 214519 61

Die **Methode der Regenerierung des Körpers** - 319 89

Die **Methode des ewigen, gesunden und harmonischen Lebens** - 364891 71

Mandragora - MANDRAGORA - 389 649 718 671 218

Die **Methode des Nichtsterbens** - 214719 89698714

Die **Methode des Auferstehens** - 012841

Die **Methode der Verjüngung** - 216454

Die **Methode der Regenerierung des Körpers** - 319618

Die **Methode des ewigen, gesunden und harmonischen Lebens** - 319418317

Mangifera indica - MANGO — 516 319 318 498 014

Die **Methode des Nichtsterbens** - 219 64 81

Die **Methode des Auferstehens** - 281 74 98

Die **Methode der Verjüngung** - 294519 61

© Г. П. Грабовой, 1998

Die Methode der Regenerierung des Körpers - 589 71

Die Methode des ewigen, gesunden und harmonischen Lebens - 319 68 81

Marlea platanifolia - MARLEA PLATANENBLATTFÖRMIG - 318 419 498 671 894

Die Methode des Nichtsterbens - 219 64

Die Methode des Auferstehens - 594 71

Die Methode der Verjüngung - 981 68

Die Methode der Regenerierung des Körpers - 319 71

Die Methode des ewigen, gesunden und harmonischen Lebens - 319 78 41

Marsilia quadrifolia - KLEEFARN - 514 618 718 498 814

Die Methode des Nichtsterbens - 518 68

Die Methode des Auferstehens - 513 74

Die Methode der Verjüngung - 318 71

Die Methode der Regenerierung des Körpers - 519 89 71

Die Methode des ewigen, gesunden und harmonischen Lebens - 319 61

Matricaria indica - MATRIKARYA - 318 498 714 671 841

Die Methode des Nichtsterbens - 218 61

Die Methode des Auferstehens - 319 81

Die Methode der Verjüngung - 319 94 84

Die **Methode der Regenerierung des Körpers - 319718 41**

Die **Methode des ewigen, gesunden und harmonischen Lebens - 519 81 94**

Medicago sativa - LUZERN - 194 671 894 751 318

Die **Methode des Nichtsterbens - 214 718 68**

Die **Methode des Auferstehens - 218 71**

Die **Methode der Verjüngung - 319 68**

Die **Methode der Regenerierung des Körpers - 691 78**

Die **Methode des ewigen, gesunden und harmonischen Lebens - 319 71**

Melia azedarach (M. toosendan) - YASENKA - 314 781 671 498 841

Die **Methode des Nichtsterbens - 219 68**

Die **Methode des Auferstehens - 319 71**

Die **Methode der Verjüngung - 319718**

Die **Methode der Regenerierung des Körpers - 519491**

Die **Methode des ewigen, gesunden und harmonischen Lebens - 598498714**

Melilotus arvensis - HONIGKLEE –14 851 641 718 841

Die **Methode des Nichtsterbens - 319 71**

Die **Methode des Auferstehens - 219 79 81**

Die **Methode der Verjüngung - 499 81**

Die **Methode der Regenerierung des Körpers** - 719 71

Die **Methode des ewigen, gesunden und harmonischen Lebens** - 698 71

Mentha arvensis - WIESENMINZE - 314 618 718 518 411

Die **Methode des Nichtsterbens** - 219 61

Die **Methode des Auferstehens** - 289 79

Die **Methode der Verjüngung** - 298 85

Die **Methode der Regenerierung des Körpers** - 316 97 81

Die **Methode des ewigen, gesunden und harmonischen Lebens** - 318 64 71 894516

Menyanthes trifoliata - FIEBERKLEE DREIBLÄTTRIG - 314 891 548 678 217

Die **Methode des Nichtsterbens** - 218 61

Die **Methode des Auferstehens** - 318 71

Die **Methode der Verjüngung** - 317 98

Die **Methode der Regenerierung des Körpers** - 318 64

Die **Methode des ewigen, gesunden und harmonischen Lebens** - 318 48 71

Mercurialis leiocarpa - BINGELKRAUT - 319 845 718 671 491

Die **Methode des Nichtsterbens** - 219 64

Die **Methode des Auferstehens** - 298 71 49

Die **Methode der Verjüngung** - 519 81

Die **Methode der Regenerierung des Körpers** - 319 78

Die **Methode des ewigen, gesunden und harmonischen Lebens** - 319 89 71

Metaplexis stauntonii - METAPLEKSIS -
471 498 671 894 491

Die **Methode des Nichtsterbens** - 214 61 89

Die **Methode des Auferstehens** - 319 89

Die **Methode der Verjüngung** - 319 84

Die **Methode der Regenerierung des Körpers** - 319845471

Die **Methode des ewigen, gesunden und harmonischen Lebens** - 519 64 81

Michelia champaca - MICHELIA - 549 478 851 649 718

Die **Methode des Nichtsterbens** - 217 78

Die **Methode des Auferstehens** - 498 74 81

Die **Methode der Verjüngung** - 219 49 81

Die **Methode der Regenerierung des Körpers** - 549 89 49 919

Die **Methode des ewigen, gesunden und harmonischen Lebens** - 319 81

Mirabilis jalapa - WUNDERBLUME - 498 471 649 718 148

Die **Methode des Nichtsterbens** - 219 61

Die **Methode des Auferstehens** - 319 74

Die **Methode der Verjüngung** - 219 89 81

Die **Methode der Regenerierung des Körpers** - 319 64

Die **Methode des ewigen, gesunden und harmonischen Lebens** - 319 48 78

Momordica charantia - BALSAMAPFEL -
491 481 497 481 016

Die **Methode des Nichtsterbens** - 214 78

Die **Methode des Auferstehens** - 479518

Die **Methode der Verjüngung** - 219517

Die **Methode der Regenerierung des Körpers** - 598641

Die **Methode des ewigen, gesunden und harmonischen Lebens** - 319517

Momordica cochinchinensis –
BALSAMAPFEL SÜDCHINESISCH - 318 698 714 498 618

Die **Methode des Nichtsterbens** - 218 71

Die **Methode des Auferstehens** - 319 84

Die **Methode der Verjüngung** - 319748 81

Die **Methode der Regenerierung des Körpers** - 479 85

Die **Methode des ewigen, gesunden und harmonischen Lebens** - 479851471

Monochoria vaginalis - MONOHORGIE -
471 648 549 841 518

Die **Methode des Nichtsterbens** - 214 491 815

Die **Methode des Auferstehens** - 219 61

Die **Methode der Verjüngung** - 218 74

Die **Methode der Regenerierung des Körpers** - 319 68

Die **Methode des ewigen, gesunden und harmonischen Lebens** - 319418518

Morus alba - MAULBEERBAUM WEIß -
319 478 397 618 814

Die **Methode des Nichtsterbens** - 491 49 81

Die **Methode des Auferstehens** - 481 94 91

Die **Methode der Verjüngung** - 598 71

Die **Methode der Regenerierung des Körpers** - 584319614

Die **Methode des ewigen, gesunden und harmonischen Lebens** - 698 84

Mosla grosseserrata - MOSLA GROSSSÄGENFÖRMIG -
549 618 713 814 718

Die **Methode des Nichtsterbens** - 319 68

Die **Methode des Auferstehens** - 364 78

Die **Methode der Verjüngung** - 391 84

Die **Methode der Regenerierung des Körpers** - 398 64 81

Die **Methode des ewigen, gesunden und harmonischen Lebens** - 398 71

Mosla punctata - MOSLA PUNKTFÖRMIG -
381 689 497 841 841

Die Methode des Nichtsterbens - 298 64

Die Methode des Auferstehens - 478 81

Die Methode der Verjüngung - 314517

Die Methode der Regenerierung des Körpers - 589498

Die Methode des ewigen, gesunden und harmonischen Lebens - 497517

Mucuna capitata - BRENNHÜLSEN - 318 649 793 491 811

Die Methode des Nichtsterbens - 219 64

Die Methode des Auferstehens - 319 49 81

Die Methode der Verjüngung - 498 48 81

Die Methode der Regenerierung des Körpers - 479 61 81

Die Methode des ewigen, gesunden und harmonischen Lebens - 498 71

Musa sapientum - BANANE - 319 498 648 719 714

Die Methode des Nichtsterbens - 318 64 71

Die Methode des Auferstehens - 498 79 81

Die Methode der Verjüngung - 219 68 71

Die Methode der Regenerierung des Körpers - 519 98 71

Die Methode des ewigen, gesunden und harmonischen Lebens - 319 68 94

Musci - MOOS - 519 498 497 491 498

Die **Methode des Nichtsterbens** - 219 64

Die **Methode des Auferstehens** - 218 71

Die **Methode der Verjüngung** - 319 85

Die **Methode der Regenerierung des Körpers** - 319 68

Die **Methode des ewigen, gesunden und harmonischen Lebens** - 319 67

Mushrooms - PILZE - 519 698 794 851 481

Die **Methode des Nichtsterbens** - 219 49

Die **Methode des Auferstehens** - 319 71

Die **Methode der Verjüngung** - 219 89

Die **Methode der Regenerierung des Körpers** - 519 64

Die **Methode des ewigen, gesunden und harmonischen Lebens** - 319 718

Mylitta lapidescens - MILITTA STEINARTIG - 514 489 618 497 814

Die **Methode des Nichtsterbens** - 219 61

Die **Methode des Auferstehens** - 319 78

Die **Methode der Verjüngung** - 519 78

Die **Methode der Regenerierung des Körpers** - 319 94 81

Die **Methode des ewigen, gesunden und harmonischen Lebens** - 319 94 81

Myrica rubra - MYRICK - 514 489 618 714 481

Die Methode des Nichtsterbens - 219 64 85

Die Methode des Auferstehens - 319 89 81

Die Methode der Verjüngung - 319 71

Die Methode der Regenerierung des Körpers - 319 64

Die Methode des ewigen, gesunden und harmonischen Lebens - 319 89 81

Myriogyne minuta - MINIATURMIRIOGINA - 519 648 713 849 818

Die Methode des Nichtsterbens - 219 64841

Die Methode des Auferstehens - 319 81

Die Methode der Verjüngung - 219 94 49

Die Methode der Regenerierung des Körpers - 319 64

Die Methode des ewigen, gesunden und harmonischen Lebens - 319 89 71

Myriophyllum - TAUSENDBLATT - 549 848 318 649 718

Die Methode des Nichtsterbens - 314 61

Die Methode des Auferstehens - 298 71

Die Methode der Verjüngung - 319 89 41

Die Methode der Regenerierung des Körpers - 519 64

Die Methode des ewigen, gesunden und harmonischen Lebens - 319 79

Myristica moschata - MUSKATNUSS - 314 818 617 849 841

Die Methode des Nichtsterbens - 218 64

Die Methode des Auferstehens - 319 71

Die Methode der Verjüngung - 298 74

Die Methode der Regenerierung des Körpers - 368 71

Die Methode des ewigen, gesunden und harmonischen Lebens - 398 93

Nandina domestica - NANDINE HÄUSLICH - 318 497 314 851 617

Die Methode des Nichtsterbens - 219 64

Die Methode des Auferstehens - 319 81

Die Methode der Verjüngung - 519 84

Die Methode der Regenerierung des Körpers - 319 48

Die Methode des ewigen, gesunden und harmonischen Lebens - 319 64 71

Narcissus tazetta - NARZISS BLÜTENREICH - 518 481 485 671 841

Die Methode des Nichtsterbens - 219 64

Die Methode des Auferstehens - 519 78

Die Methode der Verjüngung - 214513 498 71

Die Methode der Regenerierung des Körpers - 648 94 85

Die Methode des ewigen, gesunden und harmonischen Lebens - 319 78

Nardostachys jatamansi - NARDOSTACHIS -
319 498 671 497 841

Die **Methode des Nichtsterbens** - 214 64 81

Die **Methode des Auferstehens** - 314 48

Die **Methode der Verjüngung** - 514 71

Die **Methode der Regenerierung des Körpers** - 514 89

Die **Methode des ewigen, gesunden und harmonischen Lebens** - 319 48 71

Nelumbium speciosum - LOTOS INDISCH - 518 496 714 789 548

Die **Methode des Nichtsterbens** - 319 64 8

Die **Methode des Auferstehens** - 319 71

Die **Methode der Verjüngung** - 316 48 91

Die **Methode der Regenerierung des Körpers** - 319 68

Die **Methode des ewigen, gesunden und harmonischen Lebens** - 317 78 41

Nepeta glechoma - KATZENMINZE - 514 478 671 498 841

Die **Methode des Nichtsterbens** - 318 68

Die **Methode des Auferstehens** - 319 74 81

Die **Methode der Verjüngung** - 368 74

Die **Methode der Regenerierung des Körpers** - 594 31

Die **Methode des ewigen, gesunden und harmonischen Lebens** - 318 64

Nephelium litchi - NEFELIUM LITSCHI -
319 493 489 748 841

Die **Methode des Nichtsterbens - 218 49**

Die **Methode des Auferstehens - 468 71**

Die **Methode der Verjüngung - 219 78 49**

Die **Methode der Regenerierung des Körpers - 594 78**

Die **Methode des ewigen, gesunden und harmonischen Lebens - 598 74841**

Nephelium longana - NEFELIUM LANGAN -
498 497 851 649 848

Die **Methode des Nichtsterbens - 219 64**

Die **Methode des Auferstehens - 319 71**

Die **Methode der Verjüngung - 294 89 71**

Die **Methode der Regenerierung des Körpers - 649 89**

Die **Methode des ewigen, gesunden und harmonischen Lebens - 319 78**

Nephelium sp. - NEFELIUM - 514 498 318 618 714

Die **Methode des Nichtsterbens - 214 81**

Die **Methode des Auferstehens - 319 89 74**

Die **Methode der Verjüngung - 318 68**

Die **Methode der Regenerierung des Körpers - 314 818**

Die **Methode des ewigen, gesunden und harmonischen Lebens - 498 514 31981**

Nephrodium filix mas - HERRENFARN - 318 497 851 671 491

Die **Methode des Nichtsterbens** - 213 891 81

Die **Methode des Auferstehens** - 619 71

Die **Methode der Verjüngung** - 493 81

Die **Methode der Regenerierung des Körpers** - 519 81

Die **Methode des ewigen, gesunden und harmonischen Lebens** - 519 81 49

Nothosmyrnium japonicum - NOTOSMIRNUM JAPANISCH - 549 498 719 671 851

Die **Methode des Nichtsterbens** - 213 498 71

Die **Methode des Auferstehens** - 249 81

Die **Methode der Verjüngung** - 364 85

Die **Methode der Regenerierung des Körpers** - 498 71

Die **Methode des ewigen, gesunden und harmonischen Lebens** - 598 74

Nuphar japonicum - TEICHROSE JAPANISCH - 319 689 749 758 841

Die **Methode des Nichtsterbens** - 319 84

Die **Methode des Auferstehens** - 498 71

Die **Methode der Verjüngung** - 298 49

Die **Methode der Regenerierung des Körpers** - 398 68

Die **Methode des ewigen, gesunden und harmonischen Lebens** - 478519 71

Nyctanthes arbor tristis - NIKTANTES - 548 491 718 649 541

Die **Methode des Nichtsterbens** - 214 68 71

Die **Methode des Auferstehens** - 498 49

Die **Methode der Verjüngung** - 594 71

Die **Methode der Regenerierung des Körpers** - 598599491

Die **Methode des ewigen, gesunden und harmonischen Lebens** - 498519619718

Ocimum basilicum - BASILIKUM - 319 497 485 649 718

Die **Methode des Nichtsterbens** - 519 64

Die **Methode des Auferstehens** - 219 78

Die **Methode der Verjüngung** - 294 98

Die **Methode der Regenerierung des Körpers** - 591 94

Die **Methode des ewigen, gesunden und harmonischen Lebens** - 497 49 84

Oecoeoclades falcata - OZEOKLADUS - 394 851 671 549 841

Die **Methode des Nichtsterbens** - 215 64

Die **Methode des Auferstehens** - 219542

Die **Methode der Verjüngung** - 319548

Die **Methode der Regenerierung des Körpers** - 31948514

Die **Methode des ewigen, gesunden und harmonischen Lebens** - 319498517

Oenanthe stolonifera - PFERDESAAT - 314 318 718 419 481

Die **Methode des Nichtsterbens** - 218 64

Die **Methode des Auferstehens** - 316491

Die **Methode der Verjüngung** - 598 71

Die **Methode der Regenerierung des Körpers** - 497 89

Die **Methode des ewigen, gesunden und harmonischen Lebens** - 316 89 78

Ophiopogon spicatus - OFIOPOGON - 314 648 748 851 841

Die **Methode des Nichtsterbens** - 217 49

Die **Methode des Auferstehens** - 319 71

Die **Methode der Verjüngung** - 218 49

Die **Methode der Regenerierung des Körpers** - 59164981

Die **Methode des ewigen, gesunden und harmonischen Lebens** - 518 49

Opuntia ficus - OPUNTIA - 314 489 831 471 841

Die **Methode des Nichtsterbens** - 315 61

Die **Methode des Auferstehens** - 498 71

Die **Methode der Verjüngung** - 219 79

Die **Methode der Regenerierung des Körpers** - 316 78

Die **Methode des ewigen, gesunden und harmonischen Lebens** - 314 71

**Orithia edulis (tulipa graminifolia) -
TULPE SCHMALBLÄTTRIG** - 318 694 798 854 641

Die **Methode des Nichtsterbens** - 218 64

Die **Methode des Auferstehens** - 294517

Die **Methode der Verjüngung** - 498 78

Die **Methode der Regenerierung des Körpers** - 649 71

Die **Methode des ewigen, gesunden und harmonischen Lebens** - 495 67

Orixa japonica - ORYX JAPANISCH - 594 318 714 848 918

Die **Methode des Nichtsterbens** - 298641

Die **Methode des Auferstehens** - 497581

Die **Methode der Verjüngung** - 694851

Die **Methode der Regenerierung des Körpers** - 398717

Die **Methode des ewigen, gesunden und harmonischen Lebens** - 369491

Orobanche ammophyla - SOMMERWURZ - 514 848 498 671 549

Die **Methode des Nichtsterbens** - 219 497

Die **Methode des Auferstehens** - 498714

Die **Methode der Verjüngung** - 219814

Die **Methode der Regenerierung des Körpers** - 316489

Die **Methode des ewigen, gesunden und harmonischen Lebens** - 319614

Oryza sativa - REIS - 549 678 498 319 814

Die **Methode des Nichtsterbens** - 219 64

Die **Methode des Auferstehens** - 319 68 71

Die **Methode der Verjüngung** - 319 89

Die **Methode der Regenerierung des Körpers** - 519 64

Die **Methode des ewigen, gesunden und harmonischen Lebens** - **519 48 71**

Osmunda regalis - KÖNIGSFARN - 314 489 617 814 818

Die **Methode des Nichtsterbens** - 214 61

Die **Methode des Auferstehens** - 518 74

Die **Methode der Verjüngung** - 298 78

Die **Methode der Regenerierung des Körpers** - 31849851

Die **Methode des ewigen, gesunden und harmonischen Lebens** - **319 64 98514**

Oxalis corniculata - SAUERKLEE HORNFÖRMIH - 514 897 319 649 718

Die **Methode des Nichtsterbens** - 214859317

Die **Methode des Auferstehens** - 59801651

Die **Methode der Verjüngung** - 919549856

Die **Methode der Regenerierung des Körpers** - 319648517

Die **Methode des ewigen, gesunden und harmonischen Lebens** - **319419817**

Pachyma cocos - TANNENPILZ - 514 489 671 489 471

Die **Methode des Nichtsterbens** - **549 68 79**

Die **Methode des Auferstehens** - **549 98**

Die **Methode der Verjüngung** - **398541**

Die **Methode der Regenerierung des Körpers** - **649714**

Die **Methode des ewigen, gesunden und harmonischen Lebens** - **498519517**

Pachyrhizus thunbergianus - PACHIRISUS TUNBERG - 549 648 749 751 318

Die **Methode des Nichtsterbens** - **495 697 891**

Die **Methode des Auferstehens** - **319 64**

Die **Methode der Verjüngung** - **398 78**

Die **Methode der Regenerierung des Körpers** - **497 81**

Die **Methode des ewigen, gesunden und harmonischen Lebens** - **319 64**

Paederia foetida - PEDERIA - 389 689 714 489 814

Die **Methode des Nichtsterbens** - **316 98 71**

Die **Methode des Auferstehens** - **394 78**

Die **Methode der Verjüngung** - **389514**

Die **Methode der Regenerierung des Körpers** - **648 61**

Die **Methode des ewigen, gesunden und harmonischen Lebens** - **368 71**

Paeonia albiflora - PFINGSTROSE WEIß - 549 318 471 671 841

Die **Methode des Nichtsterbens** - 318 61

Die **Methode des Auferstehens** - 694 78

Die **Methode der Verjüngung** - 398 71

Die **Methode der Regenerierung des Körpers** - 519514

Die **Methode des ewigen, gesunden und harmonischen Lebens** - 518 71

Paeonia mountan - PFINGSTROSE MUTAN -
318 694 754 819 418

Die **Methode des Nichtsterbens** - 594 64

Die **Methode des Auferstehens** - 497 81

Die **Methode der Verjüngung** - 219 68

Die **Methode der Regenerierung des Körpers** - 319 68

Die **Methode des ewigen, gesunden und harmonischen Lebens** - 549 71

Paliurus ramosissimus - CHRISTUSDORN -
398 471 491 651 841

Die **Methode des Nichtsterbens** - 219 64 78

Die **Methode des Auferstehens** - 319 71

Die **Methode der Verjüngung** - 319 519 51

Die **Methode der Regenerierung des Körpers** - 619 81

Die **Methode des ewigen, gesunden und harmonischen Lebens** - 489 39 84

Panax ginseng - GINSENG - 518 498 714 418 485

Die **Methode des Nichtsterbens - 314 49 61**

Die **Methode des Auferstehens - 519 89 71**

Die **Methode der Verjüngung - 598 71**

Die **Methode der Regenerierung des Körpers - 491 81**

Die **Methode des ewigen, gesunden und harmonischen Lebens - 598 64**

Panicum crus corvi - HIRSE — 549 498 471 671 841

Die **Methode des Nichtsterbens - 594 89**

Die **Methode des Auferstehens - 691518**

Die **Methode der Verjüngung - 319518**

Die **Methode der Regenerierung des Körpers - 319514**

Die **Methode des ewigen, gesunden und harmonischen Lebens - 598641**

Panicum miliaceum - HIRSE VEREDELT - 549 481 718 649 719

Die **Methode des Nichtsterbens - 219 64**

Die **Methode des Auferstehens - 319 81**

Die **Methode der Verjüngung - 218 19**

Die **Methode der Regenerierung des Körpers - 319418**

Die **Methode des ewigen, gesunden und harmonischen Lebens - 519 89 48**

Pardanthus chinensis (ixia sinensis) - MISTELBLUME CHINESISCH -518 491 594 697 894

Die Methode des Nichtsterbens - 218 498 71

Die Methode des Auferstehens - 594 81

Die Methode der Verjüngung - 371 89

Die Methode der Regenerierung des Körpers - 549 18

Die Methode des ewigen, gesunden und harmonischen Lebens - 589 71

Paris polyphylla - FUCHSBEERE MEHRBLÄTTRIG - 314 848 497 861 491

Die Methode des Nichtsterbens - 319 61

Die Methode des Auferstehens - 519 94 81

Die Methode der Verjüngung - 948 74

Die Methode der Regenerierung des Körpers - 594 71

Die Methode des ewigen, gesunden und harmonischen Lebens - 398 71 84

Paris quadrifolia - STEINBEERE - 518 493 471 694 891

Die Methode des Nichtsterbens - 394 84

Die Methode des Auferstehens - 598 71

Die Methode der Verjüngung - 495 68

Die Methode der Regenerierung des Körpers - 397 1

Die Methode des ewigen, gesunden und harmonischen Lebens - 598 19 41

Patrinia scabiosaefolia - PATRINIA SCHUPPENARTIG - 598 491 713 894 216

Die **Methode des Nichtsterbens - 249 98 78**

Die **Methode des Auferstehens - 394 71**

Die **Methode der Verjüngung - 589 91**

Die **Methode der Regenerierung des Körpers - 368 71**

Die **Methode des ewigen, gesunden und harmonischen Lebens - 394 84**

Paulownia imperialis - PAVLONIA - 695 714 895 793 381

Die **Methode des Nichtsterbens - 364 71**

Die **Methode des Auferstehens - 985 78**

Die **Methode der Verjüngung - 471 8**

Die **Methode der Regenerierung des Körpers - 694 98 18**

Die **Methode des ewigen, gesunden und harmonischen Lebens - 319 64 81**

Pedicularis resupinata - MYLNIK - 314 895 478 649 741

Die **Methode des Nichtsterbens - 518 68**

Die **Methode des Auferstehens - 318 49**

Die **Methode der Verjüngung - 518 74**

Die **Methode der Regenerierung des Körpers - 549 81**

Die **Methode des ewigen, gesunden und harmonischen Lebens - 498 71**

Perilla ocimoides - PERILLA - 542 649 713 784 751

Die Methode des Nichtsterbens - 319 64

Die Methode des Auferstehens - 594 89

Die Methode der Verjüngung - 568 71

Die Methode der Regenerierung des Körpers - 378 41

Die Methode des ewigen, gesunden und harmonischen Lebens - 598419514

Persea nanmu - AVOCADO - 314 217 894 671 548

Die Methode des Nichtsterbens - 294 67

Die Methode des Auferstehens - 398 71

Die Methode der Verjüngung - 948 93

Die Methode der Regenerierung des Körpers - 317 84

Die Methode des ewigen, gesunden und harmonischen Lebens - 319 64 78

Peucedanum decursivum - HAARSTRANG FALLEND - 519 498 713 814 814

Die Methode des Nichtsterbens - 219 64

Die Methode des Auferstehens - 319 68

Die Methode der Verjüngung - 219 89 71

Die Methode der Regenerierung des Körpers - 519 68

Die Methode des ewigen, gesunden und harmonischen Lebens - 319 89 41

Peucedanum japonicum - HAARSTRANG JAPANISCH - 549 648 718 754 814

Die **Methode des Nichtsterbens** - 218 64 51

Die **Methode des Auferstehens** - 518 71

Die **Methode der Verjüngung** - 319 78

Die **Methode der Regenerierung des Körpers** - 319 89 64

Die **Methode des ewigen, gesunden und harmonischen Lebens** – 314819514

Phaseolus mungo - SAATWICKE - 518 471 489 671 481

Die **Methode des Nichtsterbens** - 218 64 91

Die **Methode des Auferstehens** - 298 74

Die **Methode der Verjüngung** - 219 68

Die **Methode der Regenerierung des Körpers** - 519 71

Die **Methode des ewigen, gesunden und harmonischen Lebens** - 518 71

Phaseolus radiatus - WICKE STRAHLENFÖRMIG - 514 318 491 671 841

Die **Methode des Nichtsterbens** - 219 64

Die **Methode des Auferstehens** - 319517

Die **Methode der Verjüngung** - 318548

Die **Methode der Regenerierung des Körpers** - 316481

Die **Methode des ewigen, gesunden und harmonischen Lebens** - 358548714

© Г. П. Грабовой, 1998

Phellodendron amurense - AMURFELLODENDRON - 549 481 317 649 841

Die Methode des Nichtsterbens - 219 64

Die Methode des Auferstehens - 319 78

Die Methode der Verjüngung - 389 74

Die Methode der Regenerierung des Körpers - 364 71

Die Methode des ewigen, gesunden und harmonischen Lebens - 398 71

Photinia glabra - GLASMISPELN BAR - 549 497 898 671 217

Die Methode des Nichtsterbens - 249 41

Die Methode des Auferstehens - 398 71

Die Methode der Verjüngung - 364 89

Die Methode der Regenerierung des Körpers - 598 48

Die Methode des ewigen, gesunden und harmonischen Lebens - 469 39 81

Phragmites communis - ROHR - 348 475 648 712 218

Die Methode des Nichtsterbens - 294 89

Die Methode des Auferstehens - 394 71

Die Methode der Verjüngung - 379 48

Die Methode der Regenerierung des Körpers - 598 41

Die Methode des ewigen, gesunden und harmonischen Lebens - 498519614

Physalis alkekengi - BLASENKIRSCHE -
589 471 648 751 491

Die **Methode des Nichtsterbens** - 219 64

Die **Methode des Auferstehens** - 319 78

Die **Methode der Verjüngung** - 598 91

Die **Methode der Regenerierung des Körpers** - 319 61

Die **Methode des ewigen, gesunden und harmonischen Lebens** - 319498 61

Phytolacca acinosa - FITOLAKKA - 194 471 891 697 741

Die **Methode des Nichtsterbens** - 219 89

Die **Methode des Auferstehens** - 519 71

Die **Methode der Verjüngung** - 619 85

Die **Methode der Regenerierung des Körpers** - 519 78

Die **Methode des ewigen, gesunden und harmonischen Lebens** - 598 71

Pieris ovalefolia - PIYERIS OVALBLATTFÖRMIG -
349 671 894 851 891

Die **Methode des Nichtsterbens** - 219 68

Die **Methode des Auferstehens** - 219 49 81

Die **Methode der Verjüngung** - 214519813

Die **Methode der Regenerierung des Körpers** - 319418

Die **Methode des ewigen, gesunden und harmonischen Lebens** - 519498516

Pilea sp. - PILEA - 548 316 218 714 218

Die Methode des Nichtsterbens - 214516319811

Die Methode des Auferstehens - 319418

Die Methode der Verjüngung - 219018 914

Die Methode der Regenerierung des Körpers - 319517

Die Methode des ewigen, gesunden und harmonischen Lebens - 316514

Pimpinella anisum - ANIS - 589 649 318 317 814

Die Methode des Nichtsterbens - 219 618 31

Die Methode des Auferstehens - 495 81

Die Methode der Verjüngung - 289 49

Die Methode der Regenerierung des Körpers - 479 85

Die Methode des ewigen, gesunden und harmonischen Lebens - 468 78

Pinellia tuberifera - KNOLLENPINELLIA - 319 649 719 815 491

Die Methode des Nichtsterbens - 316 89

Die Methode des Auferstehens - 549 49

Die Methode der Verjüngung - 378 91

Die Methode der Regenerierung des Körpers - 368 79

Die Methode des ewigen, gesunden und harmonischen Lebens - 394 89

Pinus sinensis - KIEFER CHINESISCH -
394 489 317 894 818

Die **Methode des Nichtsterbens - 649 84**

Die **Methode des Auferstehens - 397 89**

Die **Methode der Verjüngung - 368 78**

Die **Methode der Regenerierung des Körpers - 698 71**

Die **Methode des ewigen, gesunden und harmonischen Lebens - 498 94**

Piper nigrum - SCHWARZPFFEFER - 389 481 671 894 812

Die **Methode des Nichtsterbens - 219 61**

Die **Methode des Auferstehens - 319 84 72**

Die **Methode der Verjüngung - 298 49**

Die **Methode der Regenerierung des Körpers - 598 64**

Die **Methode des ewigen, gesunden und harmonischen Lebens - 319 81**

Pistacia vera - PISTAZIE - 368 318 371 498 518

Die **Methode des Nichtsterbens - 314818548**

Die **Methode des Auferstehens - 219019518**

Die **Methode der Verjüngung - 316489**

Die **Methode der Regenerierung des Körpers - 394517**

Die **Methode des ewigen, gesunden und harmonischen Lebens - 319519718**

Pisum sativum - SAATWICKE - 584 381 395 671 214

Die **Methode des Nichtsterbens** - 591 49

Die **Methode des Auferstehens** - 50964951

Die **Methode der Verjüngung** - 398617

Die **Methode der Regenerierung des Körpers** - 497519

Die **Methode des ewigen, gesunden und harmonischen Lebens** - 319 89

Plantago major - WEGERICH GROß - 548 317 949 897 319

Die **Methode des Nichtsterbens** - 469 71

Die **Methode des Auferstehens** - 598 93

Die **Methode der Verjüngung** - 949517

Die **Methode der Regenerierung des Körpers** - 369819

Die **Methode des ewigen, gesunden und harmonischen Lebens** - 589431

Platycaria strobilacea - PLATICARIA ZAPFENARTIG - 349 893 317 384 518

Die **Methode des Nichtsterbens** - 649 73

Die **Methode des Auferstehens** - 549548

Die **Methode der Verjüngung** - 219471

Die **Methode der Regenerierung des Körpers** - 599541

Die **Methode des ewigen, gesunden und harmonischen Lebens** – 619491

Platycodon grandiflorum - GLOCKENBLUME PLATIKODON - 528 317 498 671 218

Die **Methode des Nichtsterbens** - 641 94

Die **Methode des Auferstehens** - 294 89718 49

Die **Methode der Verjüngung** - 349 1

Die **Methode der Regenerierung des Körpers** - 593 89

Die **Methode des ewigen, gesunden und harmonischen Lebens** - 194 31

Pollia japonica - POLLIA JAPANISCH - 217 478 489 671 841

Die **Methode des Nichtsterbens** - 348 64 98541

Die **Methode des Auferstehens** - 218 79

Die **Methode der Verjüngung** - 584317

Die **Methode der Regenerierung des Körpers** - 418517

Die **Methode des ewigen, gesunden und harmonischen Lebens** - 318419

Polygala reinii - KREUZBLUME - 549 218 317 641 481

Die **Methode des Nichtsterbens** - 314851317

Die **Methode des Auferstehens** - 498514

Die **Methode der Verjüngung** - 479318

Die **Methode der Regenerierung des Körpers** - 549 479 81

Die **Methode des ewigen, gesunden und harmonischen Lebens** - 319 68

Polygala sibirica - KREUZBLUME SIBIRISCH -
398 691 795 541 841

Die Methode des Nichtsterbens - 294 81

Die Methode des Auferstehens - 497 89

Die Methode der Verjüngung - 895 71

Die Methode der Regenerierung des Körpers - 594 84

Die Methode des ewigen, gesunden und harmonischen Lebens - 318 67

Polygonatum canaliculatum - WEIßWURZ GEKEHLT - 549 851 318 649 718

Die Methode des Nichtsterbens - 298 74

Die Methode des Auferstehens - 319 81

Die Methode der Verjüngung - 794 89

Die Methode der Regenerierung des Körpers - 598 64

Die Methode des ewigen, gesunden und harmonischen Lebens - 319 89

Polygonatum officinale - WEIßWURZ MEDIZINISCH - 598 497 319 697 841

Die Methode des Nichtsterbens - 498154 898 718 491

Die Methode des Auferstehens - 564 81

Die Methode der Verjüngung - 894 78

Die Methode der Regenerierung des Körpers - 598 1

Die Methode des ewigen, gesunden und harmonischen Lebens

- 594 81

Polygonum amphibium - WASSERKNÖTERICH - 391   497   894   649   798

Die **Methode des Nichtsterbens - 316 49**

Die **Methode des Auferstehens - 584 78**

Die **Methode der Verjüngung - 394 74**

Die **Methode der Regenerierung des Körpers - 548 95**

Die **Methode des ewigen, gesunden und harmonischen Lebens - 649 79**

Polygonum aviculare - VOGELKNÖTERICH - 512   647   319   218   419

Die **Methode des Nichtsterbens - 317 41**

Die **Methode des Auferstehens - 519 71**

Die **Methode der Verjüngung - 589 94**

Die **Methode der Regenerierung des Körpers - 598641**

Die **Methode des ewigen, gesunden und harmonischen Lebens - 549548714**

Polygonum bistorta - SCHLANGENKNÖTERICH - 593   498   718   649   319

Die **Methode des Nichtsterbens - 348 179 81**

Die **Methode des Auferstehens - 314 81**

Die **Methode der Verjüngung - 519 64**

Die **Methode der Regenerierung des Körpers - 319 78**

Die **Methode des ewigen, gesunden und harmonischen Lebens - 497 48**

Polygonum blumei - BLÜTENKNÖTERICH - 493 518 714 821 498

Die **Methode des Nichtsterbens - 319 64**

Die **Methode des Auferstehens - 589 71**

Die **Methode der Verjüngung - 219 28**

Die **Methode der Regenerierung des Körpers - 394 81**

Die **Methode des ewigen, gesunden und harmonischen Lebens - 598 71**

Polygonum chinense - KNÖTERICH CHINESISCH - 648 317 398 798 491

Die **Methode des Nichtsterbens - 316 81**

Die **Methode des Auferstehens - 519 49**

Die **Methode der Verjüngung - 398 89**

Die **Methode der Regenerierung des Körpers - 594 18**

Die **Methode des ewigen, gesunden und harmonischen Lebens - 319 64**

Polygonum cuspidatum - KNÖTERICH SPITZIG - 368 491 317 894 818

Die **Methode des Nichtsterbens - 217 41**

© Г. П. Грабовой, 1998

Die **Methode des Auferstehens** - 316 97

Die **Methode der Verjüngung** - 949 71

Die **Methode der Regenerierung des Körpers** - 394 81

Die **Methode des ewigen, gesunden und harmonischen Lebens** - 619 49

Polygonum filiforme - **KNÖTERICH FADENARTIG** - 549 671 894 712 319

Die **Methode des Nichtsterbens** - 316 48

Die **Methode des Auferstehens** - 519 84

Die **Methode der Verjüngung** - 794 78

Die **Methode der Regenerierung des Körpers** - 749 68

Die **Methode des ewigen, gesunden und harmonischen Lebens** - 519 98

Polygonum flaccidum - **KNÖTERICH HÄNGEND** - 549 491 718 641 841

Die **Methode des Nichtsterbens** - 721 49

Die **Methode des Auferstehens** - 319 68

Die **Methode der Verjüngung** - 398 78

Die **Methode der Regenerierung des Körpers** - 694 78

Die **Methode des ewigen, gesunden und harmonischen Lebens** - 491 21 94

Polygonum japonicum - KNÖTERICH JAPANISCH -
318 496 368 741 845

Die **Methode des Nichtsterbens** - 314819514

Die **Methode des Auferstehens** - 518 61

Die **Methode der Verjüngung** - 368541

Die **Methode der Regenerierung des Körpers** - 471519

Die **Methode des ewigen, gesunden und harmonischen Lebens** - 494517

Polygonum lapathifolium - KNÖTERICH FEINHAARIG -
319 489 714 671 894

Die **Methode des Nichtsterbens** - 216 49

Die **Methode des Auferstehens** - 319518

Die **Methode der Verjüngung** - 479814

Die **Methode der Regenerierung des Körpers** - 317548

Die **Methode des ewigen, gesunden und harmonischen Lebens** - 497518514

Polygonum multiflorum - KNÖTERICH BLÜTENREICH -
316 498 718 491 818

Die **Methode des Nichtsterbens** - 491319 48

Die **Methode des Auferstehens** - 598 61

Die **Methode der Verjüngung** - 319 71

Die **Methode der Regenerierung des Körpers** - 491 89

Die **Methode des ewigen, gesunden und**

harmonischen Lebens - 619 98 84

Polygonum orientale - KNÖTERICH ÖSTLICH - 316 518 314 895 514

Die **Methode des Nichtsterbens** - 294 67

Die **Methode des Auferstehens** - 319 98

Die **Methode der Verjüngung** - 368 48

Die **Methode der Regenerierung des Körpers** - 549 81

Die **Methode des ewigen, gesunden und harmonischen Lebens** - 316 98 49

Polygonum tinctorium - KNÖTERICH FARBIG - 316 498 381 451 719

Die **Methode des Nichtsterbens** - 215 64

Die **Methode des Auferstehens** - 313 84

Die **Methode der Verjüngung** - 389 64

Die **Methode der Regenerierung des Körpers** - 489 71

Die **Methode des ewigen, gesunden und harmonischen Lebens** - 519 89

Polygonum sp. - KNÖTERICH - 542 478 649 712 891

Die **Methode des Nichtsterbens** - 316 48

Die **Methode des Auferstehens** - 491 81

Die **Methode der Verjüngung** - 489 71

Die **Methode der Regenerierung des Körpers** - 519 74

Die **Methode des ewigen, gesunden und harmonischen Lebens**
- **51949518**

Polypodium barometz – TÜPFELFARN -
319 649 851 451 848

Die **Methode des Nichtsterbens - 319 61**

Die **Methode des Auferstehens - 698 74**

Die **Methode der Verjüngung - 749 89**

Die **Methode der Regenerierung des Körpers - 495 67**

Die **Methode des ewigen, gesunden und harmonischen Lebens**
- **519 64**

Polypodium fortunei - FORTUNAFARN -
319 467 894 714 819

Die **Methode des Nichtsterbens - 493 81**

Die **Methode des Auferstehens - 598 64**

Die **Methode der Verjüngung - 694518**

Die **Methode der Regenerierung des Körpers - 698541**

Die **Methode des ewigen, gesunden und harmonischen Lebens**
- **497518517**

Polypodium lingua - ZUNGENTÜPFELFARN -
691 497 895 684 319

Die **Methode des Nichtsterbens - 478 94**

Die **Methode des Auferstehens - 548 85**

Die **Methode der Verjüngung** - 719 85

Die **Methode der Regenerierung des Körpers** - 654818

Die **Methode des ewigen, gesunden und harmonischen Lebens** - 319648

Populus alba - WEIßPAPPEL - 549 317 849 649 781

Die **Methode des Nichtsterbens** - 684 98 71

Die **Methode des Auferstehens** - 594 81

Die **Methode der Verjüngung** - 948 78

Die **Methode der Regenerierung des Körpers** - 549 81

Die **Methode des ewigen, gesunden und harmonischen Lebens** - 319 48

Populus balsamifera - BALSAMPAPPEL - 314 818 617 498 841

Die **Methode des Nichtsterbens** - 368 74

Die **Methode des Auferstehens** - 394818 98

Die **Methode der Verjüngung** - 598 64

Die **Methode der Regenerierung des Körpers** - 394 81

Die **Methode des ewigen, gesunden und harmonischen Lebens** - 319 64

Populus tremula – ZITTERNPAPPEL – 549 471 898 671 319

Die **Methode des Nichtsterbens** - 719 94 81

Die **Methode des Auferstehens** - 314 81

Die **Methode der Verjüngung** - 519 89

Die **Methode der Regenerierung des Körpers** - 319 98 61

Die **Methode des ewigen, gesunden und harmonischen Lebens** - 619 97

Porphyra coccinea - PORPHIRA PURPUR -
754 478 699 197 841

Die **Methode des Nichtsterbens** - 316 97

Die **Methode des Auferstehens** - 598 94

Die **Methode der Verjüngung** - 369 78

Die **Methode der Regenerierung des Körpers** - 495 89

Die **Methode des ewigen, gesunden und harmonischen Lebens** - 694 71

Portulacca oleracea - PORTULAK - 549 713 894 671 841

Die **Methode des Nichtsterbens** - 219 74

Die **Methode des Auferstehens** - 319 78

Die **Methode der Verjüngung** - 319 894 71

Die **Methode der Regenerierung des Körpers** - 317 49

Die **Methode des ewigen, gesunden und harmonischen Lebens** - 316 78

Potamogeton - LAICHKRAUT - 364 841 851 849 016

Die **Methode des Nichtsterbens** - 219 49 81

Die **Methode des Auferstehens** - 319 78 49 91

Die **Methode der Verjüngung** - 319 47 89

Die **Methode der Regenerierung des Körpers** - 614 84 74

Die **Methode des ewigen, gesunden und harmonischen Lebens** - 498 71 49

Potentilla cryptotaenia - FINGERKRAUT „WOLFZAHN" - 316 498 718 451 481

Die **Methode des Nichtsterbens** - 216 49

Die **Methode des Auferstehens** - 518 74841

Die **Methode der Verjüngung** - 479 98

Die **Methode der Regenerierung des Körpers** - 495 64

Die **Methode des ewigen, gesunden und harmonischen Lebens** - 618 74

Potentilla discolor - FINGERKRAUT BLAß - 581 493 316 548 314

Die **Methode des Nichtsterbens** - 217 49

Die **Methode des Auferstehens** - 619 89 71

Die **Methode der Verjüngung** - 319 69

Die **Methode der Regenerierung des Körpers** - 549 89 71

Die **Methode des ewigen, gesunden und harmonischen Lebens** - 589 31 48

Poterium officinale - SCHWARZKÖPFCHEN MEDIZINISCH - 314 851 316 498 814

Die **Methode des Nichtsterbens - 219 68**

Die **Methode des Auferstehens - 519 49**

Die **Methode der Verjüngung - 317 81**

Die **Methode der Regenerierung des Körpers - 316514814**

Die **Methode des ewigen, gesunden und harmonischen Lebens - 619 49**

Prunus armeniaca - APRIKOSE - 498 894 713 518 817

Die **Methode des Nichtsterbens - 219 71**

Die **Methode des Auferstehens - 794319518**

Die **Methode der Verjüngung - 317518541**

Die **Methode der Regenerierung des Körpers - 319514**

Die **Methode des ewigen, gesunden und harmonischen Lebens - 369841**

Prunus communis (Amygdala communis) - MANDEL —316 318 419 817 318

Die **Methode des Nichtsterbens - 316419**

Die **Methode des Auferstehens - 519491**

Die **Methode der Verjüngung - 318541**

Die **Methode der Regenerierung des Körpers - 619498**

Die **Methode des ewigen, gesunden und harmonischen Lebens - 319718**

Prunus japonica - SAUERKIRSCHE JAPANISCH -
594 314 818 593 841

Die **Methode des Nichtsterbens** - 641 71

Die **Methode des Auferstehens** - 519 817 71

Die **Methode der Verjüngung** - 979 41

Die **Methode der Regenerierung des Körpers** - 598 74

Die **Methode des ewigen, gesunden und harmonischen Lebens** - 641 89

Prunus mume - BACKPFLAUME - 518 617 314 851 489

Die **Methode des Nichtsterbens** - 598 61

Die **Methode des Auferstehens** - 549 87

Die **Methode der Verjüngung** - 489 78

Die **Methode der Regenerierung des Körpers** - 598 64

Die **Methode des ewigen, gesunden und harmonischen Lebens** - 319 71

Prunus persica - PFIRSICH - 498 471 318 649 517

Die **Methode des Nichtsterbens** - 219 49

Die **Methode des Auferstehens** - 319 64 81

Die **Methode der Verjüngung** - 317 89

Die **Methode der Regenerierung des Körpers** - 369 71

Die **Methode des ewigen, gesunden und harmonischen Lebens** - 317 48

Prunus pseudo-cerasus - SAUERKIRSCHE CHINESISCH - 316 498 719 894 894

Die **Methode des Nichtsterbens** - 217 49

Die **Methode des Auferstehens** - 549 81

Die **Methode der Verjüngung** - 319 87

Die **Methode der Regenerierung des Körpers** - 619 78

Die **Methode des ewigen, gesunden und harmonischen Lebens** - 497 89 81

Prunus spinulosa - SAUERKIRSCHE STACHELIG - 591 497 894 451 218

Die **Methode des Nichtsterbens** - 214 64 71

Die **Methode des Auferstehens** - 594 78 241

Die **Methode der Verjüngung** - 289 48 71

Die **Methode der Regenerierung des Körpers** - 649 78

Die **Methode des ewigen, gesunden und harmonischen Lebens** - 497 84

Prunus triflora (P. domestica) - PFLAUME ÖSTLICH - 594 647 784 891 498

Die **Methode des Nichtsterbens** - 219 64

Die **Methode des Auferstehens** - 219894596798

Die **Methode der Verjüngung** - 549 68

Die **Methode der Regenerierung des Körpers** - 498574915

Die **Methode des ewigen, gesunden und harmonischen Lebens**

- 319 64 71

Psoralea corylifolia - PSORALEYA - 548 691 781 498 417

Die **Methode des Nichtsterbens** - 219 64 81

Die **Methode des Auferstehens** - 319 74 81

Die **Methode der Verjüngung** - 498 97 84

Die **Methode der Regenerierung des Körpers** - 319 69 81

Die **Methode des ewigen, gesunden und harmonischen Lebens** - 317 89

Pterocarpus santalinus - PTEROKARPUS - 549 647 891 495 641

Die **Methode des Nichtsterbens** - 549648 71

Die **Methode des Auferstehens** - 489 47

Die **Methode der Verjüngung** - 591 89

Die **Methode der Regenerierung des Körpers** - 518 64

Die **Methode des ewigen, gesunden und harmonischen Lebens** - 319 81

Pterocarya stenoptera - FLÜGELNUSS - 495 674 891 854 871

Die **Methode des Nichtsterbens** - 219 64 89

Die **Methode des Auferstehens** - 298 74

Die **Methode der Verjüngung** - 2748454 1

Die **Methode der Regenerierung des Körpers** - 31949869871

Die **Methode des ewigen, gesunden und**

harmonischen Lebens - 594 71

Punica granatum - GRANATBAUM - 193 648 714 845 648
Die Methode des Nichtsterbens - 519 64
Die Methode des Auferstehens - 548 98 71
Die Methode der Verjüngung - 519 74
Die Methode der Regenerierung des Körpers - 918 49 61
Die Methode des ewigen, gesunden und harmonischen Lebens - 497 89 41

Pycnostelma chinensis - PIKNOSTELM CHINESISCH - 649 784 549 671 845
Die Methode des Nichtsterbens - 319 67 98
Die Methode des Auferstehens - 594849 61
Die Methode der Verjüngung - 949519317
Die Methode der Regenerierung des Körpers - 584 68 71
Die Methode des ewigen, gesunden und harmonischen Lebens - 518 89 49

Pyrola rotundifolia - BIRNKRAUT RUNDBLÄTTRIG - 319 649 748 751 849
Die Methode des Nichtsterbens - 219 89 64
Die Methode des Auferstehens - 498 71
Die Methode der Verjüngung - 219 48
Die Methode der Regenerierung des Körpers - 319 68 84

Die **Methode des ewigen, gesunden und harmonischen Lebens**
- 389 79 61

Pyrus baccata - BIRNE - 394 785 649 894 718

Die **Methode des Nichtsterbens - 249 78**

Die **Methode des Auferstehens - 319 71**

Die **Methode der Verjüngung - 28 94**

Die **Methode der Regenerierung des Körpers -**
319 74 8949854714

Die **Methode des ewigen, gesunden und harmonischen Lebens**
- 319 81

Pyrus malus - BIRNE - 594 678 491 895 648

Die **Methode des Nichtsterbens - 294519 64**

Die **Methode des Auferstehens - 319 89 71**

Die **Methode der Verjüngung - 294 78**

Die **Methode der Regenerierung des Körpers - 497 81**

Die **Methode des ewigen, gesunden und harmonischen Lebens**
- 469 97 81

Pyrus sinensis - BIRNE CHINESISCH - 594 748 531 674 841

Die **Methode des Nichtsterbens - 219 89 74**

Die **Methode des Auferstehens - 217 84 91**

Die **Methode der Verjüngung - 298517 78**

Die **Methode der Regenerierung des Körpers - 316 48**

Die **Methode des ewigen, gesunden und harmonischen Lebens**
- 319 78 49

Ryrus cathayensic (cydonia sinensis) - QUITTE -
364 784 895 671 491
Die **Methode des Nichtsterbens - 219 74**
Die **Methode des Auferstehens - 698 78**
Die **Methode der Verjüngung - 298 74**
Die **Methode der Regenerierung des Körpers - 598641**
Die **Methode des ewigen, gesunden und harmonischen Lebens**
- **598498719 89**

Quercus sp. - EICHE - 319 674 845 419 891
Die **Methode des Nichtsterbens - 218 64**
Die **Methode des Auferstehens - 498 79 81**
Die **Methode der Verjüngung - 594 78**
Die **Methode der Regenerierung des Körpers - 531 89 71**
Die **Methode des ewigen, gesunden und harmonischen Lebens**
- 319 89 74

Quisqualis indica - KYSKALYS INDISCH -
531 498 749 894 817
Die **Methode des Nichtsterbens - 619 74 81**
Die **Methode des Auferstehens - 519 94**
Die **Methode der Verjüngung - 379 81**

Die **Methode der Regenerierung des Körpers** - 314519 61

Die **Methode des ewigen, gesunden und harmonischen Lebens** - 319 74 89

Ranunculus acris - SCHARFER HAHNENFUß -
314 849 875 841 641

Die **Methode des Nichtsterbens** - 398748

Die **Methode des Auferstehens** - 649517

Die **Methode der Verjüngung** - 219781

Die **Methode der Regenerierung des Körpers** - 319648541

Die **Methode des ewigen, gesunden und harmonischen Lebens** - 318549 79 81

Ranunculus scleratus - HAHNENFUß RAUHBLÄTTRIG -
314 895 647 891 497

Die **Methode des Nichtsterbens** - 219 64

Die **Methode des Auferstehens** - 498 74 89

Die **Methode der Verjüngung** - 649 79 81

Die **Methode der Regenerierung des Körpers** - 649 71 48 91

Die **Methode des ewigen, gesunden und harmonischen Lebens** - 319 64 98 71

Ranunculus sp. - HAHNENFUß - 594 319 848 719 016

Die **Methode des Nichtsterbens** - 549681

Die **Methode des Auferstehens** - 378074 381

Die **Methode der Verjüngung** - 798 488 019 371

Die **Methode der Regenerierung des Körpers** - 498 016

Die **Methode des ewigen, gesunden und harmonischen Lebens** - 898

Raphanus sativus - RADIESCHEN - 478 691 741 895 498

Die **Methode des Nichtsterbens** - 314549 61

Die **Methode des Auferstehens** - 319848712

Die **Methode der Verjüngung** - 234 94

Die **Methode der Regenerierung des Körpers** - 648 71

Die **Methode des ewigen, gesunden und harmonischen Lebens** - 319 81

Rehmannia glutinosa - REMANNIA KLEBEKRÄFTIG - 519 674 819 498 801

Die **Methode des Nichtsterbens** - 219 64

Die **Methode des Auferstehens** - 319 84 91

Die **Methode der Verjüngung** - 219498

Die **Methode der Regenerierung des Körpers** - 519478541

Die **Methode des ewigen, gesunden und harmonischen Lebens** - 319 74

Reineckia carnea - REINEKYA ROT - 384 678 319 498 781

Die **Methode des Nichtsterbens** - 214985471

Die **Methode des Auferstehens** - 648 71

Die **Methode der Verjüngung** - 294 78

Die **Methode der Regenerierung des Körpers** - 519498741

Die **Methode des ewigen, gesunden und harmonischen Lebens** - 319648519714

Rhamnus chlorophorus - KREUZDORN GRÜN -
549 647 319 895 617

Die **Methode des Nichtsterbens** - 219649 71

Die **Methode des Auferstehens** - 319 74

Die **Methode der Verjüngung** - 498 74

Die **Methode der Regenerierung des Körpers** - 641 78

Die **Methode des ewigen, gesunden und harmonischen Lebens** - 598 71

Rhamnus japonica - KREUZDORN JAPANISCH -
497 698 318 695 841

Die **Methode des Nichtsterbens** - 531 78

Die **Methode des Auferstehens** - 594 74 81

Die **Methode der Verjüngung** - 648 74

Die **Methode der Regenerierung des Körpers** - 519 71

Die **Methode des ewigen, gesunden und harmonischen Lebens** - 319 74

Rheum officinale - RHABARBER MEDIZINISCH -
519 649 715 648 718

Die Methode des Nichtsterbens - 218 74

Die Methode des Auferstehens - 215 64 81

Die Methode der Verjüngung - 258 74

Die Methode der Regenerierung des Körpers - 648 71

Die Methode des ewigen, gesunden und harmonischen Lebens - 519 68

Rhododendron indicum - AZALIE (ROSENBAUM INDISCH) - 316 894 897 898 491

Die Methode des Nichtsterbens - 298 74 81

Die Methode des Auferstehens - 219 74

Die Methode der Verjüngung - 298 78

Die Methode der Regenerierung des Körpers - 497 86

Die Methode des ewigen, gesunden und harmonischen Lebens - 319 49 81

Rhododendron metternichii (R. fortunei) - ROSENBAUM METTERNICH - 349 898 647 854 219

Die Methode des Nichtsterbens - 498 64

Die Methode des Auferstehens - 278 78

Die Methode der Verjüngung - 247 41

Die Methode der Regenerierung des Körpers - 519 71

Die Methode des ewigen, gesunden und harmonischen Lebens - 364 79

Rhus semialata - ESSIGBAUM -348 749 314 518 617

Die **Methode des Nichtsterbens** - 247 48

Die **Methode des Auferstehens** - 498 13

Die **Methode der Verjüngung** - 475 81

Die **Methode der Regenerierung des Körpers** - 549 16

Die **Methode des ewigen, gesunden und harmonischen Lebens** - 317 84

Rhus succedanea - ERSATZESSIGBAUM - 364 381 385 149 718

Die **Methode des Nichtsterbens** - 214815

Die **Methode des Auferstehens** - 498641

Die **Methode der Verjüngung** - 519 71

Die **Methode der Regenerierung des Körpers** - 549 48 67

Die **Methode des ewigen, gesunden und harmonischen Lebens** - 316 49

Rhus vernicifera - ESSIGBAUM LAKKAZIE - 314 498 894 871 495

Die **Methode des Nichtsterbens** - 216 74

Die **Methode des Auferstehens** - 498 71

Die **Methode der Verjüngung** - 317 84

Die **Methode der Regenerierung des Körpers** - 549647

Die **Methode des ewigen, gesunden und harmonischen Lebens** - 598 74 81

Rhynchosia volubilis - RINCHOSYA FLIEGEND -
549 648 745 684 841

Die **Methode des Nichtsterbens** - 219 64

Die **Methode des Auferstehens** - 398741

Die **Methode der Verjüngung** - 294578

Die **Methode der Regenerierung des Körpers** - 649481

Die **Methode des ewigen, gesunden und harmonischen Lebens** - 598 74 81

Rhynchospermum jasminoides - RINCHOSPERMUM JASMINARTIG - 349 649 891 718 841

Die **Methode des Nichtsterbens** - 219 64

Die **Methode des Auferstehens** - 798741

Die **Methode der Verjüngung** - 694591

Die **Methode der Regenerierung des Körpers** - 754 78

Die **Methode des ewigen, gesunden und harmonischen Lebens** - 319 71

Ricinus communis - KASTORBOHNE - 318 649 754 831 219

Die **Methode des Nichtsterbens** - 698 74

Die **Methode des Auferstehens** - 495 718 81

Die **Methode der Verjüngung** - 316 84

Die **Methode der Regenerierung des Körpers** - 394 71

Die **Methode des ewigen, gesunden und harmonischen Lebens** - 519 48 81

Rosa anemoaeflora - ROSE ANEMONOBLÜTIG -
316 718 489 854 861
Die **Methode des Nichtsterbens** - 219 64
Die **Methode des Auferstehens** - 719451
Die **Methode der Verjüngung** - 469784
Die **Methode der Regenerierung des Körpers** - 598641
Die **Methode des ewigen, gesunden und harmonischen Lebens** - 319648714

Rosa indica (multiflora) - ROSE INDISCH -
548 497 316 849 871
Die **Methode des Nichtsterbens** - 216 41
Die **Methode des Auferstehens** - 318 74
Die **Methode der Verjüngung** - 498 78
Die **Methode der Regenerierung des Körpers** - 519614
Die **Methode des ewigen, gesunden und harmonischen Lebens** - 594 74 81

Rosa laevigata - ROSE GLÄNZEND - 594 497 849 871 641
Die **Methode des Nichtsterbens** - 215 78
Die **Methode des Auferstehens** - 698 74 89
Die **Methode der Verjüngung** - 949 71
Die **Methode der Regenerierung des Körpers** - 784541
Die **Methode des ewigen, gesunden und harmonischen Lebens** - 649548

© Г. П. Грабовой, 1998

Rosa rugosa - ROSE GEFALTET - 547 891 854 674 851

Die Methode des Nichtsterbens - 216 74

Die Methode des Auferstehens - 519741

Die Methode der Verjüngung - 319 78

Die Methode der Regenerierung des Körpers - 598 64

Die Methode des ewigen, gesunden und harmonischen Lebens - 319641

Rosmarinus officinalis - ROSMARIN MEDIZINISCH - 648 498 781 699 801

Die Methode des Nichtsterbens - 216 48

Die Methode des Auferstehens - 498 71

Die Methode der Verjüngung - 519 78

Die Methode der Regenerierung des Körpers - 594 61

Die Methode des ewigen, gesunden und harmonischen Lebens - 319 78

Rubia cordifolia - KRAPP HERZBLÄTTERIG - 317 849 697 318 491

Die Methode des Nichtsterbens - 319 74

Die Methode des Auferstehens - 519741

Die Methode der Verjüngung - 319748

Die Methode der Regenerierung des Körpers - 519748 418

Die Methode des ewigen, gesunden und harmonischen Lebens - 319 71

Rubus incisus - WALDBEERE - 318 317 284 495 641

Die **Methode des Nichtsterbens** - 219 71

Die **Methode des Auferstehens** - 316 84

Die **Methode der Verjüngung** - 498549 71

Die **Methode der Regenerierung des Körpers** - 794 89

Die **Methode des ewigen, gesunden und harmonischen Lebens** - 698 79 71

Rubus thunbergii - GARTENERDBEERE TUNBERG - 314 898 649 841 647

Die **Methode des Nichtsterbens** - 219 689 749 845 841

Die **Methode des Auferstehens** - 649 81

Die **Methode der Verjüngung** - 298 74

Die **Methode der Regenerierung des Körpers** - 319 61

Die **Methode des ewigen, gesunden und harmonischen Lebens** - 519 71

Rubus tokkura - HIMBEERE CHINESISCH WILD - 516 849 851 649 851

Die **Methode des Nichtsterbens** - 319 71

Die **Methode des Auferstehens** - 519 78

Die **Methode der Verjüngung** - 649 74

Die **Methode der Regenerierung des Körpers** - 649 81

Die **Methode des ewigen, gesunden und harmonischen Lebens** - 319 78 84

Rumex sp. - SAUERAMPFER - 368 391 845 858 647

Die **Methode des Nichtsterbens** - 217 49

Die **Methode des Auferstehens** - 698 71

Die **Methode der Verjüngung** - 949 84

Die **Methode der Regenerierung des Körpers** - 549 84

Die **Methode des ewigen, gesunden und harmonischen Lebens** - 649781

Rumex japonicus - SAUERRAMPFER JAPANISCH - 598 491 568 851 491

Die **Methode des Nichtsterbens** - 249 89

Die **Methode des Auferstehens** - 397 84

Die **Methode der Verjüngung** - 478 41

Die **Methode der Regenerierung des Körpers** - 461 87

Die **Methode des ewigen, gesunden und harmonischen Lebens** - 479 89 61

Ruta graveolens - WEINRAUTE - 497 895 378 649 498

Die **Methode des Nichtsterbens** - 391 64

Die **Methode des Auferstehens** - 698 78

Die **Methode der Verjüngung** - 219 64

Die **Methode der Regenerierung des Körpers** - 298 71

Die **Methode des ewigen, gesunden und harmonischen Lebens** - 519 89 41

Saccharum officinarum - ZUCKERROHR -
641 854 318 549 841

Die **Methode des Nichtsterbens** - 218 71

Die **Methode des Auferstehens** - 498 94 17

Die **Methode der Verjüngung** - 698 17

Die **Methode der Regenerierung des Körpers** - 749 89

Die **Methode des ewigen, gesunden und harmonischen Lebens** - 641 78

Sagina maxima - MASTKRAUT - 498 471 319 854 874

Die **Methode des Nichtsterbens** - 416 94

Die **Methode des Auferstehens** - 498597384

Die **Methode der Verjüngung** - 291647

Die **Methode der Regenerierung des Körpers** - 481 68

Die **Methode des ewigen, gesunden und harmonischen Lebens** - 519 31 84

Saggitaria sagittifolia - PFEILKRAUT - 648 497 854 648 714

Die **Methode des Nichtsterbens** - 316 89

Die **Methode des Auferstehens** - 519 78

Die **Methode der Verjüngung** - 394 67

Die **Methode der Regenerierung des Körpers** - 478 36

Die **Methode des ewigen, gesunden und harmonischen Lebens** - 519 78

Sagus rumphii - SAGO - 319 648 754 858 471

Die **Methode des Nichtsterbens -** 216 84

Die **Methode des Auferstehens -** 498 38

Die **Methode der Verjüngung -** 218 71

Die **Methode der Regenerierung des Körpers -** 698 85

Die **Methode des ewigen, gesunden und harmonischen Lebens** - 319 85 94

Salix babylonica - OSTERPALME - 364 375 884 368 017

Die **Methode des Nichtsterbens -** 217 48

Die **Methode des Auferstehens -** 498 85

Die **Methode der Verjüngung -** 318 78

Die **Methode der Regenerierung des Körpers -** 598 64

Die **Methode des ewigen, gesunden und harmonischen Lebens** - 317 78

Salix purpurea - WEIDE ROT - 651 398 849 593 841

Die **Methode des Nichtsterbens -** 618 49 ....

Die **Methode des Auferstehens -** 681 48

Die **Methode der Verjüngung -** 219 314

Die **Methode der Regenerierung des Körpers -** 316541

Die **Methode des ewigen, gesunden und harmonischen Lebens** - 598748

Salvia japonica - SALBEI JAPANISCH - 368 318 491 217 354

Die **Methode des Nichtsterbens - 316 85**

Die **Methode des Auferstehens - 694 71**

Die **Methode der Verjüngung - 298 48**

Die **Methode der Regenerierung des Körpers - 467 89**

Die **Methode des ewigen, gesunden und harmonischen Lebens - 519 68**

Salvia multiorrhiza - SALBEI MEHRWURZELIG - 594 316 718 854 491

Die **Methode des Nichtsterbens - 217 41**

Die **Methode des Auferstehens - 479 78**

Die **Methode der Verjüngung - 217 49**

Die **Methode der Regenerierung des Körpers - 549718 71**

Die **Methode des ewigen, gesunden und harmonischen Lebens - 619 18 41**

Sambucus javanica - HOLUNDER JAVANISCH - 316 719 317 849 364

Die **Methode des Nichtsterbens - 298 74**

Die **Methode des Auferstehens - 549 81**

Die **Methode der Verjüngung - 648741**

Die **Methode der Regenerierung des Körpers - 549381**

Die **Methode des ewigen, gesunden und harmonischen Lebens - 589647**

Sambucus racemosa - HOLUNDER TRAUBENARTIG -
368 318 749 294 361
Die Methode des Nichtsterbens - 294 78
Die Methode des Auferstehens - 469 98 71
Die Methode der Verjüngung - 213 49
Die Methode der Regenerierung des Körpers - 549 78
Die Methode des ewigen, gesunden und harmonischen Lebens - 319 74

Sambucus thunbergiana - HOLUNDER TUNBERG -
349 647 218 319 641
Die Methode des Nichtsterbens - 231 49
Die Methode des Auferstehens - 649 78
Die Methode der Verjüngung - 649 71
Die Methode der Regenerierung des Körpers - 319 48
Die Methode des ewigen, gesunden und harmonischen Lebens - 498 71

Santalum album - SANDELHOLZBAUM -
364 895 751 649 317
Die Methode des Nichtsterbens - 219 48 91
Die Methode des Auferstehens - 475 48
Die Methode der Verjüngung - 649 81
Die Methode der Regenerierung des Körpers - 519 85
Die Methode des ewigen, gesunden und harmonischen Lebens

- 319 48 97

Sapindus mukorossi - SAPINDUS - 316 498 318 821 491

Die **Methode des Nichtsterbens** - 497 48

Die **Methode des Auferstehens** - 319 64

Die **Methode der Verjüngung** - 519 71

Die **Methode der Regenerierung des Körpers** - 319 64 89

Die **Methode des ewigen, gesunden und harmonischen Lebens** - 549 89 71

Saponaria vaccaria - KUHKRAUT - 539 648 851 319 841

Die **Methode des Nichtsterbens** - 649 89

Die **Methode des Auferstehens** - 598 71

Die **Methode der Verjüngung** - 319 68

Die **Methode der Regenerierung des Körpers** - 594 41

Die **Methode des ewigen, gesunden und harmonischen Lebens** - 319 89 61

Saraca indica - SARAKA INDISCH - 368 495 548 671 218

Die **Methode des Nichtsterbens** - 249 48

Die **Methode des Auferstehens** - 594 74

Die **Methode der Verjüngung** - 598 71

Die **Methode der Regenerierung des Körpers** - 649 98 71

Die **Methode des ewigen, gesunden und harmonischen Lebens** - 549 89

Saururus loureiri - EIDECHSENSCHWANZ -
648 317 549 854 541

Die **Methode des Nichtsterbens - 219 78**

Die **Methode des Auferstehens - 698 81**

Die **Methode der Verjüngung - 319 78**

Die **Methode der Regenerierung des Körpers - 519614**

Die **Methode des ewigen, gesunden und harmonischen Lebens - 594819741**

Saxifraga sarmentosa - STEINBRECH WEINSTOCK -
593 498 478 845 491

Die **Methode des Nichtsterbens - 219 68**

Die **Methode des Auferstehens - 719 84**

Die **Methode der Verjüngung - 216 78**

Die **Methode der Regenerierung des Körpers - 319 74 81**

Die **Methode des ewigen, gesunden und harmonischen Lebens - 319719854 98**

Scaphium scaphigerum - PUMPS - 394 498 678 841 541

Die **Methode des Nichtsterbens - 219 64**

Die **Methode des Auferstehens - 316 89**

Die **Methode der Verjüngung - 694 71**

Die **Methode der Regenerierung des Körpers - 519 68**

Die **Methode des ewigen, gesunden und harmonischen Lebens - 598 49 81**

Schizandra chinensis - SCHISANDRA CHINESISCH -
593 898 491 697 398

Die **Methode des Nichtsterbens** - 219 41

Die **Methode des Auferstehens** - 519 89

Die **Methode der Verjüngung** - 298 74 89

Die **Methode der Regenerierung des Körpers** - 498 67

Die **Methode des ewigen, gesunden und harmonischen Lebens** - 519 93 84

Scirpus cyperinus - BINSE—348 318 497 485 648

Die **Methode des Nichtsterbens** - 219 64 81

Die **Methode des Auferstehens** - 549 48 79 81

Die **Methode der Verjüngung** - 218 69 78 41 9 849

Die **Methode der Regenerierung des Körpers** - 619 41 98 78

Die **Methode des ewigen, gesunden und harmonischen Lebens** - 491 85 98

Scirpus tuberosus - BINSE KNOLLENFÖRMIG -
519 497 548 674 598

Die **Methode des Nichtsterbens** - 318 64

Die **Methode des Auferstehens** - 519491

Die **Methode der Verjüngung** - 648 78

Die **Methode der Regenerierung des Körpers** - 649 81

Die **Methode des ewigen, gesunden und harmonischen Lebens** - 598 31

Scopolia japonica - SCOPOLIE JAPANISCH -
549 851 318 671 841

Die **Methode des Nichtsterbens** - 218 64

Die **Methode des Auferstehens** - 419 84 31

Die **Methode der Verjüngung** - 519 89

Die **Methode der Regenerierung des Körpers** - 319 48 81

Die **Methode des ewigen, gesunden und harmonischen Lebens** - 498 78 81

Scrophularia oldhami - BRAUNWURZ - 316 389 217 482 481

Die **Methode des Nichtsterbens** - 234 67

Die **Methode des Auferstehens** - 398 38

Die **Methode der Verjüngung** - 749 84

Die **Methode der Regenerierung des Körpers** - 478 31

Die **Methode des ewigen, gesunden und harmonischen Lebens** - 314 89

Scutellaria macrantha - HELMKRAUT - 381 492 548 831 214

Die **Methode des Nichtsterbens** - 239 498 718 11

Die **Methode des Auferstehens** - 518 41

Die **Methode der Verjüngung** - 549 89

Die **Methode der Regenerierung des Körpers** - 318 64

Die **Methode des ewigen, gesunden und harmonischen Lebens** - 319 71

Sedum erythrostictum - MAUERPFEFFER ROT -

374 893 498 671 841

Die **Methode des Nichtsterbens** - 398 64

Die **Methode des Auferstehens** - 349 71

Die **Methode der Verjüngung** - 314 81

Die **Methode der Regenerierung des Körpers** - 314 81

Die **Methode des ewigen, gesunden und harmonischen Lebens** - 319 78

Sedum lineare - MAUERPFEFFER LINEAL -

316 389 517 371 491

Die **Methode des Nichtsterbens** - 698 74

Die **Methode des Auferstehens** - 598 71

Die **Methode der Verjüngung** - 641 49

Die **Methode der Regenerierung des Körpers** - 598 67

Die **Methode des ewigen, gesunden und harmonischen Lebens** - 319 78

Selaginella involvens - MOOSFARN GEWICKELT -

531 498 317 849 851

Die **Methode des Nichtsterbens** - 649 74

Die **Methode des Auferstehens** - 198 71

Die **Methode der Verjüngung** - 319 84 71

Die **Methode der Regenerierung des Körpers** - 649 84

Die **Methode des ewigen, gesunden und harmonischen Lebens**

- 319 49 81

Selinum sp. - SILGE - 691 895 371 694 891
Die **Methode des Nichtsterbens - 314 68**
Die **Methode des Auferstehens - 479 84**
Die **Methode der Verjüngung - 549 81**
Die **Methode der Regenerierung des Körpers - 649 79**
Die **Methode des ewigen, gesunden und harmonischen Lebens - 598 31**

Senecio campestris - FELDKREUZKRAUT - 531 498 648 731 541
Die **Methode des Nichtsterbens - 219 94 81**
Die **Methode des Auferstehens - 541 68**
Die **Methode der Verjüngung - 497 31**
Die **Methode der Regenerierung des Körpers - 319 48 89**
Die **Methode des ewigen, gesunden und harmonischen Lebens - 316 71**

Senecio palmatus - KREUZKRAUT HANDFÖRMIG - 549 831 854 378 641
Die **Methode des Nichtsterbens - 397 68**
Die **Methode des Auferstehens - 549 31**
Die **Methode der Verjüngung - 649 89**
Die **Methode der Regenerierung des Körpers - 319 41**

Die **Methode des ewigen, gesunden und harmonischen Lebens**
- 697 38

Senecio scandens - KLETTENKREUZKRAUT -
317 849 394 671 841

Die **Methode des Nichtsterbens** - 698 71

Die **Methode des Auferstehens** - 498 93

Die **Methode der Verjüngung** - 519 71

Die **Methode der Regenerierung des Körpers** - 719 78 49

Die **Methode des ewigen, gesunden und harmonischen Lebens**
- 618 78

Serissa foetida - SERISA STINKIG - 369 718 384 361 849

Die **Methode des Nichtsterbens** - 298 78

Die **Methode des Auferstehens** - 491 71

Die **Methode der Verjüngung** - 451 97

Die **Methode der Regenerierung des Körpers** - 698 78

Die **Methode des ewigen, gesunden und harmonischen Lebens**
- 491 74

Sesamum indicum - SESAM INDISCH - 543 648 394 387 491

Die **Methode des Nichtsterbens** - 278 64

Die **Methode des Auferstehens** - 497 89

Die **Methode der Verjüngung** - 678 74

Die **Methode der Regenerierung des Körpers** - 549 85 68

Die **Methode des ewigen, gesunden und harmonischen Lebens** - 319 48 87

Seseli libanotis - BERGFENCHEL - 519 714 895 698 741

Die **Methode des Nichtsterbens** - 217 49

Die **Methode des Auferstehens** - 497 98 81

Die **Methode der Verjüngung** - 217 49 81

Die **Methode der Regenerierung des Körpers** - 649 48 78

Die **Methode des ewigen, gesunden und harmonischen Lebens** - 498 79 81

Setaria italica - SETARYA „KOLBENHIRSE" - 364 895 378 648 718

Die **Methode des Nichtsterbens** - 217 49

Die **Methode des Auferstehens** - 498 78 81

Die **Methode der Verjüngung** - 497 47

Die **Methode der Regenerierung des Körpers** - 598 64

Die **Methode des ewigen, gesunden und harmonischen Lebens** - 493 87

Setaria italica glutinosa - SETARYA "BORSTENHIRSE" - 549 648 317 854 591

Die **Methode des Nichtsterbens** - 319 61

Die **Methode des Auferstehens** - 319518 67

Die **Methode der Verjüngung** - 493 89 71

Die **Methode der Regenerierung des Körpers** - 749 89

Die **Methode des ewigen, gesunden und harmonischen Lebens** - 519 49 86 01

**Setaria viridis – SETARYA „FENNICH" –
519 498 641 798 541**

Die **Methode des Nichtsterbens** - 219 64 89

Die **Methode des Auferstehens** - 319 67

Die **Methode der Verjüngung** - 498 38

Die **Methode der Regenerierung des Körpers** - 519 49 81

Die **Methode des ewigen, gesunden und harmonischen Lebens** - 479 89

Shorea robusta - SCHOREA - 368 491 518 531 841

Die **Methode des Nichtsterbens** - 319 84

Die **Methode des Auferstehens** - 498 49 71

Die **Methode der Verjüngung** - 519 31

Die **Methode der Regenerierung des Körpers** - 319 84 87

Die **Methode des ewigen, gesunden und harmonischen Lebens** - 364 98

Siler divaricatum - SILER - 368 381 845 871 319

Die **Methode des Nichtsterbens** - 369 71

Die **Methode des Auferstehens** - 519 89

Die **Methode der Verjüngung** - 349 85

Die **Methode der Regenerierung des Körpers** - 698 71

Die **Methode des ewigen, gesunden und harmonischen Lebens** - 319 89 74

Sinapis sp. - SENF - 398 697 894 851 491

Die **Methode des Nichtsterbens** - 319 48

Die **Methode des Auferstehens** - 519 71

Die **Methode der Verjüngung** - 648 98

Die **Methode der Regenerierung des Körpers** - 498 71

Die **Methode des ewigen, gesunden und harmonischen Lebens** - 319 68

Skimmia japonica - SKIMMIA JAPANISCH - 549 697 319 851 549

Die **Methode des Nichtsterbens** - 219 49 81

Die **Methode des Auferstehens** - 319 89

Die **Methode der Verjüngung** - 514598591

Die **Methode der Regenerierung des Körpers** - 319 64 89

Die **Methode des ewigen, gesunden und harmonischen Lebens** - 316 98 7491598974819

Smilax china - STECHWINDE - 319 697 398 894 491

Die **Methode des Nichtsterbens** - 241 49

Die **Methode des Auferstehens** - 649 81

Die **Methode der Verjüngung** - 319 71

Die **Methode der Regenerierung des Körpers** - 519 98 64

Die **Methode des ewigen, gesunden und harmonischen Lebens** - 598 74

Smilax pseudo-china - STECHWEIDE PSEUDOCHINESISCH - 319 498 789 649 718

Die **Methode des Nichtsterbens** - 219 64

Die **Methode des Auferstehens** - 519 89 61

Die **Methode der Verjüngung** - 319 84

Die **Methode der Regenerierung des Körpers** - 519 78 78

Die **Methode des ewigen, gesunden und harmonischen Lebens** - 319 68 41

Smilax sinensis - YAMSWURZEL - 398 497 548 851 641

Die **Methode des Nichtsterbens** - 219 48

Die **Methode des Auferstehens** - 649 81 97

Die **Methode der Verjüngung** - 519 89 41

Die **Methode der Regenerierung des Körpers** - 594 71

Die **Methode des ewigen, gesunden und harmonischen Lebens** - 319 89

Soja hispidia (glycine hispidia) - SOJA BORSTIG - 531 895 649 897 314

Die **Methode des Nichtsterbens** - 217 49

Die **Methode des Auferstehens** - 498 51

Die **Methode der Verjüngung** - 319 89 41

Die **Methode der Regenerierung des Körpers** - 316 89 41

Die **Methode des ewigen, gesunden und harmonischen Lebens** - 319 84 98

Solanum dulcamara - BITTERSÜß NACHTSCHATTEN - 614 987 149 381 609

Die **Methode des Nichtsterbens** - 219 497 318 841 516

Die **Methode des Auferstehens** - 497 48

Die **Methode der Verjüngung** - 317 49

Die **Methode der Regenerierung des Körpers** - 517 48

Die **Methode des ewigen, gesunden und harmonischen Lebens** -594 328 016 591 848894

Solanum melongena - AUBERGINE - 318 497 319 678 541

Die **Methode des Nichtsterbens** - 216 47

Die **Methode des Auferstehens** - 497

Die **Methode der Verjüngung** - 494514

Die **Methode der Regenerierung des Körpers** - 498618718

Die **Methode des ewigen, gesunden und harmonischen Lebens** - 46184

Solanum nigrum - NACHTSCHATTEN SCHWARZ - 594 378 981 218 491

Die **Methode des Nichtsterbens** - 264 98

Die **Methode des Auferstehens** - **498713**

Die **Methode der Verjüngung** - **396491**

Die **Methode der Regenerierung des Körpers** - **59459871**

Die **Methode des ewigen, gesunden und harmonischen Lebens** - **498 64 98**

Solidago virgo-aurea - GOLDENRUTE - 318 497 594 671 891

Die **Methode des Nichtsterbens** - **497 98**

Die **Methode des Auferstehens** - **519 67**

Die **Methode der Verjüngung** - **697 94**

Die **Methode der Regenerierung des Körpers** - **594 68**

Die **Methode des ewigen, gesunden und harmonischen Lebens** - **493 78**

Sophora angustifolia - SOPHORE SCHMALBLÄTTRIG - 589 016 378 492 789

Die **Methode des Nichtsterbens** - **364 841**

Die **Methode des Auferstehens** - **29806371981**

Die **Methode der Verjüngung** - **378**

Die **Methode der Regenerierung des Körpers** - **498067 204918 4**

Die **Methode des ewigen, gesunden und harmonischen Lebens** - **429 641 297 34 88**

Sophora angustifolia - SOPHORE JAPANISCH -
593 648 745 391 648

Die Methode des Nichtsterbens - 318 64

Die Methode des Auferstehens - 598 79

Die Methode der Verjüngung - 396 49

Die Methode der Regenerierung des Körpers - 719 68

Die Methode des ewigen, gesunden und harmonischen Lebens - 319 64 89

Sophora japonica - KAFFERNKORN - 397 648 545 817 491

Die Methode des Nichtsterbens - 219 649 718

Die Methode des Auferstehens - 319 649

Die Methode der Verjüngung - 597 495

Die Methode der Regenerierung des Körpers - 319 64

Die Methode des ewigen, gesunden und harmonischen Lebens - 319 89

Spinacia oleracea - SPINAT - 249 875 317 894 898

Die Methode des Nichtsterbens - 219 64 89

Die Methode des Auferstehens - 497 849 58

Die Methode der Verjüngung - 475 489

Die Methode der Regenerierung des Körpers - 319 84 93

Die Methode des ewigen, gesunden und harmonischen Lebens - 619 49 81

Spondias amara - SCHLEHENPFLAUME -
539 647 895 854 817

Die Methode des Nichtsterbens - 319 64 81

Die Methode des Auferstehens - 549 97

Die Methode der Verjüngung - 641 98

Die Methode der Regenerierung des Körpers - 319 84

Die Methode des ewigen, gesunden und harmonischen Lebens - 681 39 71

Spondias dulcis - APFEL OTACHEIT - 475 847 398 671 219

Die Methode des Nichtsterbens - 249 61

Die Methode des Auferstehens - 497 89

Die Methode der Verjüngung - 319 71

Die Methode der Regenerierung des Körpers - 478 648311

Die Methode des ewigen, gesunden und harmonischen Lebens - 649 064 378

Stachys aspera - STACHIS - 497 841 516 849 897

Die Methode des Nichtsterbens - 219 49 81

Die Methode des Auferstehens - 648 74

Die Methode der Verjüngung - 297 89

Die Methode der Regenerierung des Körpers - 614 81

Die Methode des ewigen, gesunden und harmonischen Lebens - 319 84

Stachys sieboldi - STACHIS SEIBOLD - 213 478 849 895 641

Die **Methode des Nichtsterbens** - 217 49

Die **Methode des Auferstehens** - 698 71

Die **Methode der Verjüngung** - 298 31

Die **Methode der Regenerierung des Körpers** - 519 64 89

Die **Methode des ewigen, gesunden und harmonischen Lebens** - 319 64 79 81

Stemona tuberosa - STEMONA - 319 647 389 549 571

Die **Methode des Nichtsterbens** - 219648 89

Die **Methode des Auferstehens** - 695 97 81 94819

Die **Methode der Verjüngung** - 697 84

Die **Methode der Regenerierung des Körpers** - 478 69

Die **Methode des ewigen, gesunden und harmonischen Lebens** - 398 74

Stellaria aquatica - STERNKRAUT - 395 698 754 647 891

Die **Methode des Nichtsterbens** - 219 78

Die **Methode des Auferstehens** - 698 74

Die **Methode der Verjüngung** - 519 85

Die **Methode der Regenerierung des Körpers** - 349514

Die **Methode des ewigen, gesunden und harmonischen Lebens** - 319589471

Sterculia platanifolia - STERKULIA - 319 648 578 497 841

Die **Methode des Nichtsterbens** - 268 49 71

Die **Methode des Auferstehens** - 694 89

Die **Methode der Verjüngung** - 594 71

Die **Methode der Regenerierung des Körpers** - 594897548

Die **Methode des ewigen, gesunden und harmonischen Lebens** - 594897548

Stillingia sebifera - ÖLBAUM - 475 694 381 479 851

Die **Methode des Nichtsterbens** - 218 64 89

Die **Methode des Auferstehens** - 498 74

Die **Methode der Verjüngung** - 278 41 89 94

Die **Methode der Regenerierung des Körpers** - 694893 79

Die **Methode des ewigen, gesunden und harmonischen Lebens** - 591 78 94

Strychnos ignatia - STRYCHNINBAUM - 397 548 217 849 249

Die **Methode des Nichtsterbens** - 648 98 71

Die **Methode des Auferstehens** - 498749 31

Die **Methode der Verjüngung** - 241 49

Die **Methode der Regenerierung des Körpers** - 698 74

Die **Methode des ewigen, gesunden und harmonischen Lebens** - 697 84

Strychnos nuxvomica - STRYCHNINBEERE -

547 648 894 751 491

Die Methode des Nichtsterbens - 217 74

Die Methode des Auferstehens - 498 78

Die Methode der Verjüngung - 394 67

Die Methode der Regenerierung des Körpers - 497 89

Die Methode des ewigen, gesunden und harmonischen Lebens - 694 98 71

Styrax benzoin - STYRAX BENZOIN - 374 898 649 318 471

Die Methode des Nichtsterbens - 296 49

Die Methode des Auferstehens - 297 47

Die Methode der Verjüngung - 519 89 64

Die Methode der Regenerierung des Körpers - 319 68 97

Die Methode des ewigen, gesunden und harmonischen Lebens - 519 49 87

Symplocos prunifolia - BERGALUMEN -

534 648 497 898 648

Die Methode des Nichtsterbens - 247 89 94

Die Methode des Auferstehens - 649 71

Die Methode der Verjüngung - 219 89

Die Methode der Regenerierung des Körpers - 519 84 97 48

Die Methode des ewigen, gesunden und harmonischen Lebens - 319 84 51

Tamarix chinensis - TAMARISKE CHINESISCH -
478 649 564 874 841
Die **Methode des Nichtsterbens** - 219 64
Die **Methode des Auferstehens** - 478 31
Die **Methode der Verjüngung** - 689 75
Die **Methode der Regenerierung des Körpers** - 498 69
Die **Methode des ewigen, gesunden und harmonischen Lebens** - 694 71

Tanarius major - TANARIUS GROß - 549 749 517 894 548
Die **Methode des Nichtsterbens** - 217 64
Die **Methode des Auferstehens** - 478 31
Die **Methode der Verjüngung** - 594 78 91
Die **Methode der Regenerierung des Körpers** - 619 47
Die **Methode des ewigen, gesunden und harmonischen Lebens** - 519 39

Taraxacum officinalis - BUTTERBLUME -
317 498 647 891 514
Die **Methode des Nichtsterbens** - 217 48
Die **Methode des Auferstehens** - 547 31
Die **Methode der Verjüngung** - 619 78 49 81
Die **Methode der Regenerierung des Körpers** - 319 64 78
Die **Methode des ewigen, gesunden und harmonischen Lebens** - 314895169 74

Tenerium stoloniferum - TENERIUM - 543 648 751 475 841

Die **Methode des Nichtsterbens** - 648 793 84

Die **Methode des Auferstehens** - 694541

Die **Methode der Verjüngung** - 695318

Die **Methode der Regenerierung des Körpers** - 519 78

Die **Methode des ewigen, gesunden und harmonischen Lebens** – 364841

Terminalia chebula - TERMINALIA - 549 647 598 697 541

Die **Methode des Nichtsterbens** - 539 64

Die **Methode des Auferstehens** - 697 81

Die **Methode der Verjüngung** - 598497

Die **Methode der Regenerierung des Körpers** - 549741

Die **Methode des ewigen, gesunden und harmonischen Lebens** - 698731

Thalictrum rubellum - WIESENRAUTE - 394 697 581 397 841

Die **Methode des Nichtsterbens** - 217 64

Die **Methode des Auferstehens** - 493 71

Die **Methode der Verjüngung** - 219 78

Die **Methode der Regenerierung des Körpers** - 398741

Die **Methode des ewigen, gesunden und harmonischen Lebens** - 519 64

Thermopsis fabacea - TERMOPSYS - 549 697 318 597 491

Die **Methode des Nichtsterbens** - 317 81

Die **Methode des Auferstehens** - 597 68 94

Die **Methode der Verjüngung** - 219 68 74

Die **Methode der Regenerierung des Körpers** - 519 64 81

Die **Methode des ewigen, gesunden und harmonischen Lebens** - 319 84 75

Thladiantha dubia - TLADIANTA - 498 649 718 831 541

Die **Methode des Nichtsterbens** - 217 48

Die **Methode des Auferstehens** - 479 39

Die **Methode der Verjüngung** - 619 74 81

Die **Methode der Regenerierung des Körpers** - 319 68

Die **Methode des ewigen, gesunden und harmonischen Lebens** - 614519317

Thlaspi arvense - PFENNIGKRAUT - 538 649 713 841 214

Die **Methode des Nichtsterbens** - 478 64 91

Die **Methode des Auferstehens** - 317 48 94

Die **Methode der Verjüngung** - 368 97

Die **Methode der Regenerierung des Körpers** - 519 68

Die **Methode des ewigen, gesunden und harmonischen Lebens** - 397 89

Torreya nucifera - TORREYE - 513 648 794 851 641

Die **Methode des Nichtsterbens** - 298 68 71

Die **Methode des Auferstehens** - 649 78

Die **Methode der Verjüngung** - 294317

Die **Methode der Regenerierung des Körpers** - 519641

Die **Methode des ewigen, gesunden und harmonischen Lebens** - 396581

Trapa bispinosa (T. natans) - CHILIM - 394 697 894 517 381

Die **Methode des Nichtsterbens** - 319 68

Die **Methode des Auferstehens** - 493 71

Die **Methode der Verjüngung** - 891 74

Die **Methode der Regenerierung des Körpers** - 319 89 61

Die **Methode des ewigen, gesunden und harmonischen Lebens** - 317 84

Tribulus terrestris - BÜRZELDORN - 531 698 751 841 940

Die **Methode des Nichtsterbens** - 217 89

Die **Methode des Auferstehens** - 619 71

Die **Methode der Verjüngung** - 219 78

Die **Methode der Regenerierung des Körpers** - 541 31

Die **Methode des ewigen, gesunden und harmonischen Lebens** - 697 89

Tricomanes japonicum - TRIKOMANES JAPANISCH - 681 378 549 845 917

Die **Methode des Nichtsterbens** - 214 98

Die **Methode des Auferstehens** - 691 71

Die **Methode der Verjüngung** - 694548

Die **Methode der Regenerierung des Körpers** - 594316

Die **Methode des ewigen, gesunden und harmonischen Lebens** - 319418

Tricosanthes multiloba - BRIONYA - 531 648 749 854 741

Die **Methode des Nichtsterbens** - 698 78

Die **Methode des Auferstehens** - 694 73

Die **Methode der Verjüngung** - 539 73 84

Die **Methode der Regenerierung des Körpers** - 648 94 71

Die **Methode des ewigen, gesunden und harmonischen Lebens** - 394518 74

Trigonella foenum-graecum - KUHHORNKLEE - 453 848 713 854 518

Die **Methode des Nichtsterbens** - 316 48 85

Die **Methode des Auferstehens** - 549 71

Die **Methode der Verjüngung** - 549 98 74

Die **Methode der Regenerierung des Körpers** - 319 78

Die **Methode des ewigen, gesunden und harmonischen Lebens** - 316 89 31

Triticum vulgare – WEIZEN – 368 647 395 549 841

Die **Methode des Nichtsterbens** - 217 89 49

Die **Methode des Auferstehens** - 691 31

Die **Methode der Verjüngung** - 317 98 49

Die **Methode der Regenerierung des Körpers** - 317 48

Die **Methode des ewigen, gesunden und harmonischen Lebens** - 493 89 71

Tussilago farfara - MÄRZBLUME - 349 648 739 841 541

Die **Methode des Nichtsterbens** - 395481

Die **Methode des Auferstehens** - 648 74

Die **Methode der Verjüngung** - 219 81

Die **Methode der Regenerierung des Körpers** - 519 49

Die **Methode des ewigen, gesunden und harmonischen Lebens** - 319 61

Typha orientalis - ROHRKOLBEN ÖSTLICH - 317 648 594 578 491

Die **Methode des Nichtsterbens** - 216 98

Die **Methode des Auferstehens** - 319 49 81

Die **Methode der Verjüngung** - 694 89

Die **Methode der Regenerierung des Körpers** - 519 71

Die **Methode des ewigen, gesunden und harmonischen Lebens** - 351 68

Ulmus campestris (U. sinensis) - FELDULME -

349 647 384 391 741

Die **Methode des Nichtsterbens** - 698 39 74

Die **Methode des Auferstehens** - 594 81 79

Die **Methode der Verjüngung** - 319 78491

Die **Methode der Regenerierung des Körpers** - 549 64 89

Die **Methode des ewigen, gesunden und harmonischen Lebens** - 648 94 79

Ulmus macrocarpa - ULME GROSSFRÜCHTIG -

319 648 749 851 848

Die **Methode des Nichtsterbens** - 219 68 91

Die **Methode des Auferstehens** - 497 81

Die **Methode der Verjüngung** - 218 49 85

Die **Methode der Regenerierung des Körpers** - 649 31 89

Die **Methode des ewigen, gesunden und harmonischen Lebens** - 369 49 81 48

Ulmus parvifolia - ULME KLEINBLÄTTRIG -

398 649 381 671 841

Die **Methode des Nichtsterbens** - 294 64

Die **Methode des Auferstehens** - 519 39

Die **Methode der Verjüngung** - 539 89 41

Die **Methode der Regenerierung des Körpers** - 694 84

Die **Methode des ewigen, gesunden und harmonischen Lebens**

- 319 38

Umbilicus fimbriatus - UMBILIKUS GEFRANST -
394 481 497 671 841

Die Methode des Nichtsterbens - 219 89 64

Die Methode des Auferstehens - 519 41

Die Methode der Verjüngung - 719 89 49

Die Methode der Regenerierung des Körpers - 649 39 81

Die Methode des ewigen, gesunden und harmonischen Lebens
- 319 89 64

Umbilicus malacophyllus - UMBILIKUS SCHNEKENFÖRMIG
- 368 749 895 678 841

Die Methode des Nichtsterbens - 218 64

Die Methode des Auferstehens - 498 71

Die Methode der Verjüngung - 519 89

Die Methode der Regenerierung des Körpers - 549 84

Die Methode des ewigen, gesunden und harmonischen Lebens
- 319 89 41

Uncaria rhynchophylla – 364 498 497 849 841

Die Methode des Nichtsterbens - 216 49

Die Methode des Auferstehens - 549 81

Die Methode der Verjüngung - 319 49

Die Methode der Regenerierung des Körpers - 598 64 87

Die **Methode des ewigen, gesunden und harmonischen Lebens** - 316 49

Urtica scorpionides - CHINANESSEL - 738 497 987 491 641
Die **Methode des Nichtsterbens** - 213 648 731
Die **Methode des Auferstehens** - 498 71
Die **Methode der Verjüngung** - 519 78
Die **Methode der Regenerierung des Körpers** - 319648 71
Die **Methode des ewigen, gesunden und harmonischen Lebens** - 317 49 81 98 641

Urtica thunbergiana - BRENNESSEL TUNBERG - 314 648 497 831 641
Die **Methode des Nichtsterbens** - 318 64 89
Die **Methode des Auferstehens** - 519 49
Die **Methode der Verjüngung** - 641 97
Die **Methode der Regenerierung des Körpers** - 319 84 68
Die **Methode des ewigen, gesunden und harmonischen Lebens** - 649 74

Vallisneria spiralis - VALISNERIA SPIRALFÖRMIG - 316 749 841 597 591
Die **Methode des Nichtsterbens** - 319 68
Die **Methode des Auferstehens** - 593 84
Die **Methode der Verjüngung** - 319 71

Die **Methode der Regenerierung des Körpers - 548 68**

Die **Methode des ewigen, gesunden und harmonischen Lebens - 319 38 41**

Veratrum sp. - NIESWURZ - 543 648 749 841 848

Die **Methode des Nichtsterbens - 219 68 71**

Die **Methode des Auferstehens - 319 93 89**

Die **Methode der Verjüngung - 219 79 61**

Die **Methode der Regenerierung des Körpers - 614 84 39**

Die **Methode des ewigen, gesunden und harmonischen Lebens - 319 38 61**

Verbena officinalis - EISENKRAUT - 349 697 849 851 641

Die **Methode des Nichtsterbens - 298 64841**

Die **Methode des Auferstehens - 319 89**

Die **Methode der Verjüngung - 694541**

Die **Methode der Regenerierung des Körpers - 319498**

Die **Methode des ewigen, gesunden und harmonischen Lebens - 693 49 81**

Viburnum dilatatum - SCHNEEBALLSTRACU BREITBLÄTTRIG - 394 897 398 641 741

Die **Methode des Nichtsterbens - 219 74**

Die **Methode des Auferstehens - 519 78**

Die **Methode der Verjüngung - 619 81**

Die **Methode der Regenerierung des Körpers** - 319 49

Die **Methode des ewigen, gesunden und harmonischen Lebens** - 369 78

Viburnum opulus - SCHNEEBALLSTRAUCH ECHT - 341 848 713 851 641

Die **Methode des Nichtsterbens** - 319 89

Die **Methode des Auferstehens** - 364 81

Die **Methode der Verjüngung** - 531489

Die **Methode der Regenerierung des Körpers** - 316 98 74

Die **Methode des ewigen, gesunden und harmonischen Lebens** - 519 89 41

Vicia faba - PFERDEBOHNE - 349 848 749 167 841

Die **Methode des Nichtsterbens** - 217 49

Die **Methode des Auferstehens** - 491 94

Die **Methode der Verjüngung** - 519 49 81

Die **Methode der Regenerierung des Körpers** - 514318 94

Die **Methode des ewigen, gesunden und harmonischen Lebens** - 319 78

Vicia hirsuta - RIEDHAAR - 648 749 319 841 815

Die **Methode des Nichtsterbens** - 214 98

Die **Methode des Auferstehens** - 316 49

Die **Methode der Verjüngung** - 317 49 81

Die **Methode der Regenerierung des Körpers** - 314519471

Die **Methode des ewigen, gesunden und harmonischen Lebens** - 316 74

Vincetoxicum purpurascens - VINCETOKSIKUM -
549 647 391 848 491

Die **Methode des Nichtsterbens** - 234 18 91

Die **Methode des Auferstehens** - 518 69

Die **Methode der Verjüngung** - 317 94

Die **Methode der Regenerierung des Körpers** - 319 74 81

Die **Methode des ewigen, gesunden und harmonischen Lebens** - 369 79 84

Viola pinnata - VEILCHEN GEFIEDERT -
549 748 491 674 841

Die **Methode des Nichtsterbens** - 219 64 89

Die **Methode des Auferstehens** - 319 78

Die **Methode der Verjüngung** - 394 74

Die **Methode der Regenerierung des Körpers** - 719 89 61

Die **Methode des ewigen, gesunden und harmonischen Lebens** - 519 39 74

Viola silvestris - WALDVEILCHEN - 648 749 319 891 491

Die **Methode des Nichtsterbens** - 317 89

Die **Methode des Auferstehens** - 549 84

Die **Methode der Verjüngung** - 319 49

Die **Methode der Regenerierung des Körpers** - 549 89 61

Die **Methode des ewigen, gesunden und harmonischen Lebens** - 319 48 71

Vitex cannabifolia - **MÖNCHSPFEFFER** - 749 648 731 894 741

Die **Methode des Nichtsterbens** - 219 71

Die **Methode des Auferstehens** - 459 78

Die **Methode der Verjüngung** - 749 64

Die **Methode der Regenerierung des Körpers** - 519 64 81

Die **Methode des ewigen, gesunden und harmonischen Lebens** - 319641 89

Vitis bryoniaefolia - **JUNGFERNREBE** - 345 648 791 849 841

Die **Methode des Nichtsterbens** - 219 41

Die **Methode des Auferstehens** - 549 49 81

Die **Methode der Verjüngung** - 719 89 74

Die **Methode der Regenerierung des Körpers** - 648 79 61

Die **Methode des ewigen, gesunden und harmonischen Lebens** - 319 68 41

Vitis corniculata – **WEINTRAUBEN** – 549 648 749 698 741

Die **Methode des Nichtsterbens** - 214 78

Die **Methode des Auferstehens** - 319 64 81

Die **Methode der Verjüngung** - 217 48 94

Die **Methode der Regenerierung des Körpers** - 648 71

Die **Methode des ewigen, gesunden und harmonischen Lebens** - 319 89 41

Vitis flexuosa - WIENTRAUBEN ZICKZACKFÖRMIG - 648 749 519 649 841

Die **Methode des Nichtsterbens** - 219 68

Die **Methode des Auferstehens** - 319 74

Die **Methode der Verjüngung** - 394 68 71

Die **Methode der Regenerierung des Körpers** - 519 68 41

Die **Methode des ewigen, gesunden und harmonischen Lebens** - 319 89 47

Vitis inconstans - WEINTRAUBE MUTABEL - 649 798 394 841 848

Die **Methode des Nichtsterbens** - 217 84

Die **Methode des Auferstehens** - 648 39 81

Die **Methode der Verjüngung** - 398 68

Die **Methode der Regenerierung des Körpers** - 398 68

Die **Methode des ewigen, gesunden und harmonischen Lebens** - 397 54 68

Vitis pentaphylla - WEINTRAUBEN FÜNFBLÄTTRIG - 394 697 894 674 841

Die **Methode des Nichtsterbens** - 693 89 75

Die **Methode des Auferstehens** - 349 38 71

Die **Methode der Verjüngung** - 519 49 89

Die **Methode der Regenerierung des Körpers** - 368 39 91

Die **Methode des ewigen, gesunden und harmonischen Lebens** - 719 38 49

Vitis serianaefolia - WEINTRAUBEN DORNIG - 364 794 398 781 219

Die **Methode des Nichtsterbens** - 649 31

Die **Methode des Auferstehens** - 649 78 94

Die **Methode der Verjüngung** - 612 49 71

Die **Methode der Regenerierung des Körpers** - 398 49

Die **Methode des ewigen, gesunden und harmonischen Lebens** - 698718951493 84

Vitis vinifera - KELTERTRAUBE - 478 648 731 318 491

Die **Methode des Nichtsterbens** - 368 49 31

Die **Methode des Auferstehens** - 497 39 84

Die **Methode der Verjüngung** - 319 68

Die **Methode der Regenerierung des Körpers** - 397 84 85

Die **Methode des ewigen, gesunden und harmonischen Lebens** - 316 78 84

Wickstrcemia japonica - KELLERHALS JAPANISCH - 398 481 649 874 841

Die **Methode des Nichtsterbens** - 316 78

Die **Methode des Auferstehens** - 394 71 398

Die **Methode der Verjüngung** - 398541 68 71

Die **Methode der Regenerierung des Körpers** - 364 81

Die **Methode des ewigen, gesunden und harmonischen Lebens** - 514 71 89

Wistaria chinensis - BLAUREGEN - 549 648 731 848 491

Die **Methode des Nichtsterbens** - 268 74 98

Die **Methode des Auferstehens** - 368 71

Die **Methode der Verjüngung** - 268 49

Die **Methode der Regenerierung des Körpers** - 394 71

Die **Methode des ewigen, gesunden und harmonischen Lebens** - 368 49 89

Woodwardia radicans - VUDVARDIA EINGEWURZELT - 697 895 391 541 891

Die **Methode des Nichtsterbens** - 264 71

Die **Methode des Auferstehens** - 594 89

Die **Methode der Verjüngung** - 538 74

Die **Methode der Regenerierung des Körpers** - 549 48 71

Die **Methode des ewigen, gesunden und harmonischen Lebens** - 649 39 89

Xanthium strumarium - KROPFKLETTE -

495 647 398 371 841

Die **Methode des Nichtsterbens** - 219 68 74

Die **Methode des Auferstehens** - 519 79

Die **Methode der Verjüngung** - 694 84

Die **Methode der Regenerierung des Körpers** - 519 69 71

Die **Methode des ewigen, gesunden und harmonischen Lebens** - 368 97 84

Xanthoceras sorbifolia - XANTOZERAS -

471 489 398 647 841

Die **Methode des Nichtsterbens** - 219 68

Die **Methode des Auferstehens** - 794 89 61

Die **Methode der Verjüngung** - 298 74

Die **Methode der Regenerierung des Körpers** - 319 78 41

Die **Methode des ewigen, gesunden und harmonischen Lebens** - 519 47 89

Zanthoxylum ailanthoides - XANTOKSILUM AILANTHUSARTIG - 349 697 894 751 548

Die **Methode des Nichtsterbens** - 697 81

Die **Methode des Auferstehens** - 598 49

Die **Methode der Verjüngung** - 319 49

Die **Methode der Regenerierung des Körpers** - 541 74

Die **Methode des ewigen, gesunden und harmonischen Lebens**

- 389 68

Zanthoxylum bungei - XANTOKSILUM BUNGEA -
549 648 319 389 481

Die Methode des Nichtsterbens - 268 74

Die Methode des Auferstehens - 497 89

Die Methode der Verjüngung - 694 81

Die Methode der Regenerierung des Körpers - 593 84

Die Methode des ewigen, gesunden und harmonischen Lebens - 316 74

Zanthoxylum piperitum - PFEFFERXANTOKSILUM -
549 841 497 831 478

Die Methode des Nichtsterbens - 217 89

Die Methode des Auferstehens - 619 74

Die Methode der Verjüngung - 549 81

Die Methode der Regenerierung des Körpers - 648 49 71

Die Methode des ewigen, gesunden und harmonischen Lebens - 593 94 89

Zanthoxylum schinnifolium - XANTOKSILUM GESCHNITTEN - 319 697 841 851 648

Die Methode des Nichtsterbens - 217 49

Die Methode des Auferstehens - 316 94 71

Die Methode der Verjüngung - 549 48 7

Die **Methode der Regenerierung des Körpers** - 548493491 97

Die **Methode des ewigen, gesunden und harmonischen Lebens** - 319 68 41

Zanthoxylum sp. - XANTOKSILUM - 394 648 797 849 314

Die **Methode des Nichtsterbens** - 216 49

Die **Methode des Auferstehens** - 318 47

Die **Methode der Verjüngung** - 213 89

Die **Methode der Regenerierung des Körpers** - 317 49

Die **Methode des ewigen, gesunden und harmonischen Lebens** – 314894891

Zea mays – MAIS– 478 469 751 697 841

Die **Methode des Nichtsterbens** - 674 84 31

Die **Methode des Auferstehens** - 549 89

Die **Methode der Verjüngung** - 379 81

Die **Methode der Regenerierung des Körpers** - 349 84

Die **Methode des ewigen, gesunden und harmonischen Lebens** - 374 84

Zingiber mioga - INGWER MYOGEN - 648 731 498 849 741

Die **Methode des Nichtsterbens** - 539 84 81

Die **Methode des Auferstehens** - 614 71

Die **Methode der Verjüngung** - 649 48 89

Die **Methode der Regenerierung des Körpers** - 317 49 81

Die **Methode des ewigen, gesunden und harmonischen Lebens**
- 316 84

Zingiber officinale - INGWER MEDIZINISCH -
698 497 751 649 841

Die **Methode des Nichtsterbens** - 217 48

Die **Methode des Auferstehens** - 649 48 91

Die **Methode der Verjüngung** - 749 84

Die **Methode der Regenerierung des Körpers** - 518 41

Die **Methode des ewigen, gesunden und harmonischen Lebens**
- 619 71

Zizyphus jujuba - JUJUBENBAUM WILD - 549 647 498 897 549

Die **Methode des Nichtsterbens** - 647 49 71

Die **Methode des Auferstehens** - 548 79

Die **Methode der Verjüngung** - 694 71

Die **Methode der Regenerierung des Körpers** - 319 68 84

Die **Methode des ewigen, gesunden und harmonischen Lebens**
- 317 48 71

Zizyphus vulgaris - ECHTE CHINESISCHE JUJUBE -
316 718 319 649 748

Die **Methode des Nichtsterbens** - 217 48491

Die **Methode des Auferstehens** - 217 48491

Die **Methode der Verjüngung** - 641 94

Die **Methode der Regenerierung des Körpers** - 319491

Die **Methode des ewigen, gesunden und harmonischen Lebens** - 618419741

Zizyphus sp. - **CHINESISCHE JUJUBE** -
317 498 648 749 841

Die **Methode des Nichtsterbens** - 214 64 78

Die **Methode des Auferstehens** - 493 78

Die **Methode der Verjüngung** - 219 49 84

Die **Methode der Regenerierung des Körpers** - 694 71

Die **Methode des ewigen, gesunden und harmonischen Lebens** - 319 78 74

Im Kollektivbewusstsein ist der Bereich der Information über die Anwendung der Pflanzenkombinationen, zum Beispiel in der Phytotherapie ziemlich gut entwickelt. Auf der Basis des Prinzips der Anwendung mehrerer Pflanzen für eine vereinte gesteuerte Handlung wurde die Methode der Anwendung von Pflanzengruppen für das Sicherstellen des ewigen, gesunden und harmonischen Lebens erschaffen. Dabei findet die Verstärkung der Wirkung der in einer Gruppe gefassten Pflanzen nicht nur proportional zur Wirkung der Konzentration auf die Zahlen jeder einzelnen Pflanze statt, sondern auch auf Grund der Verbindungen der Pflanzen unter einander, die gezielt auf das Sicherstellen des ewigen, gesunden und harmonischen Lebens ausgerichtet sind. Die Substanz der Pflanzen, die man als ähnlich der menschlichen Seele bezeichnen kann, besitzt die Information des Sicherstellens des ewigen, gesunden und harmonischen Lebens genauso wie die Seele jedes Menschen diese besitzt. Der Schöpfer hat dieses Wissen jedem Lebewesen gegeben.

Indem man das Prinzip des Strebens jedes Lebewesens nach der Form des Menschen anwendet – nach der Form des Wissens des Menschen inklusive – kann man merken, dass der Prozess der Anwendung der Information des Sicherstellens des ewigen, gesunden und harmonischen Lebens, das für die Pflanzen typisch ist, der Bewegung der Flüssigkeit durch die Pflanzenkapillare - aus der Sicht des inneren Sehens - ähnelt. Die Bewegung der Flüssigkeit innerhalb der Pflanzen führt zum Pflanzenwachstum, das heißt zur Erschließung neuer Räume. Bei dem ewigen Leben des Menschen ist der Raum, der vom Menschen erschlossen wird, unendlich. Deswegen wird viel Wissen benötigt, im Grunde genommen eine unendliche Wissensmenge, dabei muss der Mensch bei jedem laufenden Wissensniveau für sich selbst und für die anderen das ewige Leben sicherstellen können. Bei einer Willenanstrengung des Geistes, die auf die Eignung des Wissens über das ewige Leben unter Anwendung der Information der Pflanzen gerichtet ist, kann man, indem man sich auf das Kapillarsystem der Pflanze, die Pflanze selbst oder die Pflanzenbezeichnung eingestellt hat, eine Wissensströmung spüren. Man tritt mit seinem Bewusstsein den so zu sagen Wissensfluss ein, aus dem er jederzeit seine Strömung bekommen kann, die ihm und den anderen das ewige Leben sicherstellt.

Auf dieser Grundlage wird folgend die Methode des Sicherstellens des ewigen, gesunden und harmonischen Lebens für sich selbst und die anderen durch die Konzentration auf die Zahlen der Pflanzengruppen aufgeführt. So eine Konzentration kann in jeder Pflanzengruppe durchgeführt werden, sowohl aufeinander folgend von links nach rechts, indem man die Zahlen der Reihe liest oder gedanklich ausspricht, als auch umgekehrt – von rechts nach links. Bei der Übung kann man auf der Ebene der Optik der Seele sehen, wie die Zahlen verschiedener Pflanzen kooperieren und dadurch noch tieferes Wissen über das Sicherstellen des ewigen Lebens bekommen, das auf der Ebene des Geistes und des Bewusstseins des Menschen wahrgenommen wird. Die Linien dieser Kooperation kann man zusammen mit dem Empfang der Energie in seinen Körper wahrnehmen. Bei bestimmter Dauer der Konzentration auf diese Linien kann man mithilfe seines inneren Auges sehen, dass die Energie, die durch die Sonne und den ganzen Raum verarbeitet wird, für das Sicherstellen für ihn und alle anderen des ewigen, gesunden und harmonischen Lebens bestimmt ist.

• Abrus precatorius - WASSERMELONE -
894 328 719 818 498

Aceranthus sagittatus - ACERANTUS PFEOLFÖRMIG -
494 871 394 857 498.

Adenophora, codonopsic, platycodon, wahlenbergia -
GLOCKENBLUME BLAU - 319 647 894 319 847.

• Abutilon indicum - SCHÖNMALVE INDISCH -
219 814 318 512 821

Allium sativum - KNOBLAUCH - 214 893 518 617 881

Allium scordoprasum - SCHNITTLAUCH -
491 817 894 617 891

Agave chinensis - AGAVE CHINESISCH -
219 367 891 497 218

Ferns - FARN - 498 471 849 478 481

• Acacia catechu - AKAZIE GEKETTET
(PERLSCHNURARTIG) - 294 318 214 016 718

Coptis teeta - KOPTIS - 219 471 421 681 719

Artocarpus integerifolia - BROTBAUM -
513 849 316 718 516

Cuscuta sp. - HEXENZWIRN - 498 718 941 647 841

Algae - ALGEN - 498 641 718 491 845

Chavica roxburghii - PFEFFER LANGGESTIELT -
148 475 319 649 181

Alliaria wasahi - KNOBLAUCHKRÖTE -
318 419 854 671 814

Areca catechu BETELPALME - 314 813 219 479 816

• Acanthopanax ricinifolium - STACHELKRAFTWURZ ZANGENFÖRMIG - 498 713 214 461 847

Astragalus hoangtchy – WIRBELKRAUT –
518 491 217 516 298

• Acanthopanax spinosum - STACHELKRAFTWURZ STACHELFRÜCHTIG - 234 718 206 514 281

Achryanthes bidentata – SOLOMOBLÜTE –
491 264 798 471 264

Allium odorum - LAUCH KNOLLENFRUCHT -
514 217 298 491 481

Asparagus lucidus - SPARGEL HELL - 317 498 518 491 219

Calendula officinalis - RINGELBLUME MEDIZINISCH -
498 718 519 461 714

• Aceranthus sagittatus - ACERANTUS PFEILARTIG -
494 871 394 857 498

Amomum amarum - KARDAMON SCHWARZ -
519 674 898 191 518

Begonia discolor (B. evansiana) - BEGONIE AUFGELÖST -
394 891 519 748 516

Asparagus lucidus - SPARGEL HELL —

317 498 518 491 219

Acorus sp. - MOORKALMUS - 249 718 497 148 216

Abutilon indicum - SCHÖNMALVE INDISCH -

219 814 318 512 821

Aglaia odorata - DUFTAGLAE - 498 317 219 841 264

• Acer trifidum - AHORN DREIGETEILT -

594 718 316 748 549

Algae - ALGEN - 498 641 718 491 845

Cecrodendron fortunatum - CERKRHODENDRON -

218 531 491 647 819

Thlaspi arvense - PFENNIGKRAUT - 538 649 713 841 214

Rhododendron metternichii (R. fortunei) -

RHODODENDRON METTERNICHA -

316 894 897 898 491

Juniperus chinensis - WACHOLDER CHINESISCH -

318 649 517 849 648

Aegle sepiaria - LIMETTE STACHELIG

(SCHLANGENEGL) - 218 614 317 812 491

• Achillea sibirica - GARBE SIBIRISCH -

948 571 394 467 894

Acacia catechu - AKAZIE GEKETTET

(PERLSCHNURARTIG) - 294 318 214 016 718

Acorus sp. - MOORKALMUS - 249 718 497 148 216

Chimonanthus fragrans - CHIMONANTUS -
198 541 294 316 518

Rhododendron metternichii (R. fortunei) -
RHODODENDRON METTERNICHA -
316 894 897 898 491

Styrax benzoin - STYRAX BENZOIN - 374 898 649 318 471

Aglaia odorata - DUFTAGLAYA - 498 317 219 841 264

• Achryanthes bidentata - SOLOMOBLÜTE -
491 264 798 471 264

Populus alba - ALBE WEIß - 549 317 849 649 781

Juniperus chinensis - WACHOLDER CHINESISCH -
318 649 517 849 648

Apium graveolens - SELLERIE - 514 812 318 417 819

Aceranthus sagittatus - ACERANTUS PFEILFÖRMIG -
494 871 394 857 498

Acorus sp. - MOORKALMUS - 249 718 497 148 216

Celosia argentea - HAHNENKAMM SILBERFARBIG -
891 416 317 548 194

Smilax pseudo-china - SARSAPARILLE
PSEUDOCHINESISCH - 319 498 789 649 718

• Aconitum sp. - EISENHUT - 949 714 819 471 218

Adenophora, codonopsic, platycodon, wahlenbergia – КОЛО-

КОЛЬЧИК ГОЛУБОЙ – 319 647 894 319 847

Abrus precatorius - WASSERMELONE -
894 328 719 818 498

Allium sativum - KNOBLAUCH - 214 893 518 617 881

Salvia multiorrhiza - SALBEI MEHRWURZELIG -
594 316 718 854 491

Mirabilis jalapa - WUNDERBLUME - 498 471 649 718 148

Bletia hyacinthina - ORCHIDEE AMETHYST -
478 416 318 498 714

Alliaria wasahi - KNOBLAUCHKRÖTE -
318 419 854 671 814

•Acorus sp. - MOORKALMUS - 249 718 497 148 216

Cucumis sativus - GURKE—619 714 849 478 319

Diospyros kaki - KAKIFRUCHT JAPANICH -
219 497 854 319 647

Acacia catechu - AKAZIE GEKETTET
(PERLSCHNURARTIG) -294 318 214 016 718

Adiantum - FARN ПАПОРОТНИК „VENUSHAARE" -
319 498 714 671 891

Achryanthes bidentata - SOLOMOBLÜTE -
491 264 798 471 264

Cycas revoluta - SAGOBAUM - 948 819 497 847 898

•Actaea spicata - CHRISTOPHSKRAUT RAUHHAARIG -

519 481 318 471 218

Adenophora, codonopsic, platycodon, wahlenbergia - GLOCKENBLUME BLAU - 319 647 894 319 847

Luffa cylindrica - SCHWAMMKÜRBIS ZYLINDERFÖRMIG - 549 647 498 754 191

Sorghum vulgare - KAFFERNHIRSE - 507 328 429 064 898

Strychnos nuxvomica - STRYCHNINBEERE -
547 648 894 751 491

Aglaia odorata - DUFTAGLAYA - 498 317 219 841 264

Pyrola rotundifolia - BIRNKRAUT RUNDBLÄTTRIG -
319 649 748 751 849

Rhamnus chlorophorus - KREUZDORN GRÜN -
549 647 319 895 617

•Actinidia sp. - AKTINIDIE - 218 491 318 647 849

Phellodendron amurense - AMURPHELLODENDRON -
549 481 317 649 841

Tussilago farfara - MÄRZBLUME - 349 648 739 841 541

Acacia catechu - AKAZIE GEKETTET (PERLSCHNURARTIG) - 294 318 214 016 718

•Adenophora, codonopsic, platycodon, wahlenbergia - GLOCKENBLUME BLAU - 319 647 894 319 847

Oenanthe stolonifera - PFERDESAAT - 314 318 718 419 481

Lycium chinense - BOCKSDORN CHINESISCH -

548 647 841 678 841

Setaria italica - SETHARYA „KOLBENHIRSE" -
364 895 378 648 718

Michelia champaca - MICHELIA - 549 478 851 649 718

Narcissus tazetta - NARZISSE BLÜTENREICH -
518 481 485 671 841

• Adiantum - FARN „VENUSHAARE" - 319 498 714 671 891

Mandragora - MANDRAGORE - 389 649 718 671 218

Tricosanthes multiloba - BRIONYA - 531 648 749 854 741

Caesalpinia sp. C. minax - CESALPINYA -
194 897 398 549 671

Adenophora, codonopsic, platycodon, wahlenbergia - GLOCKENBLUME BLAU - 319 647 894 319 847

Helianthus annuus - SONNENBLUME - 314 648 718 749 894

Luffa cylindrica - SCHWAMMKÜRBIS ZYLINDERFÖRMIG - 549 647 498 754 191

Sophora japonica - SCHNURBAUM JAPANISCH -
397 648 545 817 491

• Aegle sepiaria - LIMETTE STACHELIG (SCHLANGENEGL) - 218 614 317 812 491

Agave chinensis - AGAVE CHINESISCH -
219 367 891 497 218

Strychnos nuxvomica - STRYCHNINBEERE -

547 648 894 751 491

Sorghum vulgare - KAFFERNHIRSE - 507 328 429 064 898

Lycium chinense - BOCKSDORN CHINESISCH -

548 647 841 678 841

Humulus japonicus - HOPFEN JAPANISCH -

481 496 475 894 818

• Aesculus chinensis - ROßKASTANIE CHINESISCH -

319 847 219 164 891

Blumea balsamifera - KAMPOFERBLUMEA -

319 471 284 598 641

Acanthopanax spinosum – STACHELKRAFTWURZ DORNIG - 234 718 206 514 281

Alliaria wasahi - KNOBLAUCHKRÖTE -

318 419 854 671 814

Diervilla versicolor (weigela japonica) - WEIGELIN JAPANISCH - 549 781 496 719 814

Juglans regia - WALNUSS - 219 497 498 849 641

Nyctanthes arbor tristis - NIKTANTES - 548 491 718 649 541

Stachys aspera - STACHIS - 497 841 516 849 897

•Agave chinensis - AGAVE CHINESISCH -

219 367 891 497 218

Vitis corniculata - WEINTRAUBEN GEHÖRNT -

549 648 749 698 741

Porphyra coccinea - PORPHYR PURPURROT -
754 478 699 197 841

Maesa doraena - MESA - 318 491 649 718 841

Hibiscus esculentus, H. manihot - COMBOFRUCHT -
549 478 479 314 841

Brunella vulgaris - BRAUNELLE ECHT -
549 717 894 316 894

Acacia catechu - AKAZIE GEKETTET
(PERLSCHNURARTIG) - 294 318 214 016 718

• Aglaia odorata - DUFTAGLAYA - 498 317 219 841 264

Osmunda regalis - KÖNIGSFARN - 314 489 617 814 818

Scrophularia oldhami - BRAUNWURZ - 316 389 217 482 481

Mucuna capitata - BRENNHÜLSEN - 318 649 793 491 811

Apium graveolens - SELLERIE - 514 812 318 417 819

•Ailanthus glandulosa - GÖTTERBAUM -
548 491 318 479 219

Spondias dulcis - APFEL OTACHEIT - 475 847 398 671 219

Woodwardia radicans - VUDVARDYA EINGEWURZELT -
697 895 391 594 891

Vincetoxicum purpurascens - VINCETOKSIKUM -
549 647 391 848 491

Mucuna capitata - BRENNHÜLSEN - 318 649 793 491 811

Camphora officinarum (Laurus camphora, Lin. Cinna-momum

camphora) - KAMPFERBAUM - 491 548 319 649 716

• Akebia quinata - AKEBIE - 348 514 471 189 894
Atropa sp. - WOLFSWUT - 394 548 391 749 819
Hypoxis aurea - ALETRIS - 549 891 649 894 718
Caesalpinia sp. C. minax - CESALPINIA -
194 897 398 549 671

• Albizzia julibrissin MIMOSE - 489 371 484 514
Osmunda regalis - KÖNIGSFARN - 314 489 617 814 818
Soja hispidia (glycine hispidia) - SOJA BORSTIG -
531 895 649 897 314
Lycium chinense - BOCKSDORN CHINESISCH -
548 647 841 678 841
Narcissus tazetta - NARZISSE MEHRBLÜTIG -
518 481 485 671 841
Diospyros kaki - KAKIFRUCHT JAPANISCH -
219 497 854 319 647
Achryanthes bidentata - SOLOMOBLÜTE -
491 264 798 471 264
Calendula officinalis - RINGELBLUME MEDIZINISCH -
498 718 519 461 714
Argemone mexicana - MOHN STACHELIG -
918 514 319 417 218

• Aleurites triloba - KERZE - 914 317 849 671 219

Apium graveolens - SELLERIE - 514 812 318 417 819

Taraxacum officinalis - KUHBLUME MEDIZINISCH -
317 498 647 891 514

Argemone mexicana - MOHN STACHELIG -
918 514 319 417 218

Juniperus chinensis - WACHOLDERBEERE CHINESISCH -
318 649 517 849 648

Polygonum tinctorium - FÄRBEKNÖTERICH -
316 498 381 451 719

Aquilaria agallocha - TINTENFISCH-ALOE -
549 712 814 918 517

Jatropha janipha - BRECHNUSS - 549 497 894 649 748

Viburnum dilatatum - SCHNEEBALSTRAUCH
BREITBLÄTTRIG - 394 897 398 641 741

• Algae - SEEALGEN - 498 641 718 491 845

Metaplexis stauntonii - METAPLEXIS - 471 498 671 894 491

Polygonum lapathifolium - KNÖTERICH BEHAART -
319 489 714 671 894

Scutellaria macrantha - HELMKRAUT - 381 492 548 831 214

Ixora stricta - IXORA AUFRECHTSTEHENDE -
549 648 749 798 549

Hordeum vulgare - GERSTE - 549 478 214 497 891

Raphanus sativus - RADISCHEN - 478 691 741 895 498

Lactuca sp. - GARTENSALAT - 318 498 478 647 845

Artemisia apiacea - BEIFUß ECHT - 514 317 218 491 516

•Alisma plantago – FROSCHKRAUT WEGERICH -
319 478 219 612 814

Adenophora, codonopsic, platycodon, wahlenbergia - GLOCKENBLUME BLAU - 319 647 894 319 847

Abrus precatorius – WASSERMELONE –
894 328 719 818 498

Allium odorum - LAUCH - 514 217 298 491 481

Verbena officinalis - EISENKRAUT - 349 697 849 851 641

Soja hispidia (glycine hispidia) - SOJA BORSTIG -
531 895 649 897 314

•Allium ascalonicum - SCHALOTTE - 498 371 491 864 217

Osmunda regalis - KÖNIGSFARN - 314 489 617 814 818

Sorghum vulgare - KAFFERNKORN ECHT -
507 328 429 064 898

Monochoria vaginalis - MONOCHORIA -
471 648 549 841 518

Taraxacum officinalis - LÖWENZAHNMEDIZINISCH -
317 498 647 891 514

Sesamum indicum - SESAM INDISCH - 543 648 394 387 491

•Allium fistulosum - ROHRZWIEBEL - 519 617 891 492 814

Abrus precatorius - WASSERMELONE -
894 328 719 818 498

Agave chinensis - AGAVE CHINESISCH -
219 367 891 497 218

Calendula officinalis – RINGELBLUME MEDIZINISCH –
498 718 519 461 714

Draba nemoralis - FELSENBLÜMCHEN -
319 498 649 718 849

Boehmeria nivea - RAMIE - 491 514 319 854 916

Spondias dulcis - APFEL OTACHEIT - 475 847 398 671 219

• Allium odorum - LAUCH - 514 217 298 491 481

Balanophera - BALANOPHERA - 498 714 219 648 516

Begonia discolor (B. evansiana) - BEGONIE AUFGELÖST -
394 891 519 748 516

Alpinia globosum - GALANGITWURZEL -
219 491 718 491 219

Artemisia stelleriana vesiculosa - BEIFUß BLASENARTIG -
316 847 219 548 314

• Allium sativum - KNOBLAUCH - 214 893 518 617 881

Juniperus chinensis - WACHOLDERBEERE CHINESISCH -
318 649 517 849 648

Vitis corniculata - WEINTRAUBEN GEHÖRNT -
549 648 749 698 741

Vitex cannabifolia - MÖNCHSPFEFFER -
749 648 731 894 741

Acanthopanax ricinifolium - STACHELKRAFTWURZ ZANGENFÖRMIG - 498 713 214 461 847

Dryandra cordata - DRIANDRA HERZFÖRMIG -
549 648 719 814 854

• Allium scordoprasum - SCHNITTLAUCH -
491 817 894 617 891

Prunus armeniaca - APRIKOSE - 498 894 713 518 817

Mirabilis jalapa - WUNDERBLUME - 498 471 649 718 148

Pyrola rotundifolia - BIRNKRAUT RUNDBLÄTTRIG -
319 649 748 751 849

Camphora officinarum (Laurus camphora, Lin. Cinna-momum camphora) - KAMPFERBAUM - 491 548 319 649 716

Stillingia sebifera - ÖLBAUM - 475 694 381 479 851

Allium sativum - KNOBLAUCH - 214 893 518 617 881

Cryptotaenia canadensis - KRYPTOTHENIA KANADISCH -
364 891 789 948 841

• Alliaria wasahi - KNOBLAUCHKRÖTE -
318 419 854 671 814

Pyrola rotundifolia - BIRNKRAUT RUNDBLÄTTRIG -
319 649 748 751 849

Kyllingia monocephala - KULLINGYA EINKÖPFIG -

319 648 714 498 841

Tricomanes japonicum - TRIKOMANES JAPANISCH -
681 378 549 845 917

Reineckia carnea - ROTRHEIN - 384 678 319 498 781

Oenanthe stolonifera - PFERDESAAT - 314 318 718 419 481

•Alocasia machroriza - ALOKASIA - 498 719 649 712 894

Raphanus sativus - RADISCHEN - 478 691 741 895 498

Linum usitatissimum - LEIN ECHT - 495 478 219 317 214

Conioselinum univittatum - SCHIERLING -
491 478 849 618 918

Hibiscus esculentus, H. manihot - COMBOFRUCHT -
549 478 479 314 841

•Aloe vulgaris - ALOE ECHT - 498 671 894 971 847

Oenanthe stolonifera - PFERDESAAT - 314 318 718 419 481

Inula chinensis - ALANT CHINESISCH -
519 649 849 718 491

Pyrola rotundifolia - BIRNKRAUR RUNDBLÄTTRIG -
319 649 748 751 849

Aspidium falcatum - HOLZFARN - 364 517 218 474 519

•Alpinia globosum – GALANGITWURZEL –
219 491 718 491 219

Styrax benzoin – STYRAX BENZOIN – 374 898 649 318 471

Prunus japonica - KIRSCHE JAPANISCH -
594 314 818 593 841

Osmunda regalis - KÖNIGSFARN - 314 489 617 814 818

Mirabilis jalapa - WUNDERBLUME - 498 471 649 718 148

Dictamnus albus - DIPTAM - 549 891 497 931 891

Achryanthes bidentata - SOLOMOBLÜTE -
491 264 798 471 264

Anemone cernua - ANEMONE - 513 471 216 891 549

Actaea spicata – CHISTOPHSKRAUT RAUHHAARIG –
519 481 318 471 218

•Alpinia officinarum – GALANGITWURZEL - KLEIN -
219 491 718 491 219

Adenophora, codonopsic, platycodon, wahlenbergia - GLOCKENBLUME BLAU - 319 647 894 319 847

Agave chinensis - AGAVE CHINESISCH -
219 367 891 497 218

Hibiscus rosasinensis - COMBOFRUCH "CHINESISCHE ROSE" - 319 481 489 317 481

Strychnos nuxvomica - STRYCHNINBEERE -
547 648 894 751 491

Pyrola rotundifolia - BIRNKRAUT RUNDBLÄTTRIG -
319 649 748 751 849

Nelumbium speciosum - LOTOS INDISCH -
518 496 714 789 548

•Althaea rosea - ALTHEE ROSA - 514 671 891 497 184

Artemisia apiacea - BEIFUß BIRNENFÖRMIG -
514 317 218 491 516

Aster trinervius - ASTER GEDREIT - 849 516 317 854 378

Benincasa cerifera - KÜRBIS INDISCH -
319 548 849 671 498

Pyrola rotundifolia - BIRNKRAUT RUNDBLÄTTRIG -
319 649 748 751 849

Atropa sp. - WOLFSWUT - 394 548 391 749 819

Alpinia globosum - GALANGITWURZEL -
219 491 718 491 219

Caryophyllus aromaticus - NELKE - 319 714 894 516 718

Viburnum dilatatum - SCHNEEBALLSTRAUCH BREITBLÄTTRIG -394 897 398 641 741

Oxalis corniculata – SAUERKLEE HORNFÖRMIG –
514 897 319 649 718

•Amaranthus sp. - AMARANTH - 498 712 894 164 719

Polygonum lapathifolium - KNÖTERICH BEHAART -
319 489 714 671 894

Mushrooms - PILZE - 519 698 794 851 481

Narcissus tazetta - NARZISSE MEHRBLÜTIG -
518 481 485 671 841

Solidago virgo-aurea - GOLDENRUTE - 318 497 594 671 891

Aceranthus sagittatus - ACERANTUS PFEILFÖRMIG -

494 871 394 857 498

•Amber - BERNSTEIN - 498 671 894 672 728

Spondias dulcis - APFEL OTACHEIT - 475 847 398 671 219

Rhododendron metternichii (R. fortunei) - RHODODENDRON METTERNICH -316 894 897 898 491

Mucuna capitata – BRENNHÜLSEN – 318 649 793 491 811

Canarium sp. - KANARIUM - 549 817 219 671 294

Soja hispidia (glycine hispidia) - SOJA BORSTIG - 531 895 649 897 314

•Amomum amarum - KARDAMON SCHWARZ - 519 674 898 191 518

Hydropyrum latifolium - REISKRAUT - 593 497 894 697 498

Coix lacrima - BUßKETTE-GLASPERLE - 198 714 217 842 614

Incarvillea sinensis - INKARVILLIA CHINESISCH - 519 497 894 648 741

Metaplexis stauntonii - METAPLEXIS - 471 498 671 894 491

Osmunda regalis - KÖNIGSFARN - 314 489 617 814 818

Artemisia stelleriana vesiculosa - BEIFUß BLASENFÖRMIG - 316 847 219 548 314

•Amomum cardamomum - KARDAMON THAILÄNDISCH - 518 491 217 498 514

Scaphium scaphigerum - SCHIFFCHEN -
394 498 678 841 541

Ulmus macrocarpa - ULME GROẞFRÜCHTIG -
319 648 749 851 848

Pterocarya stenoptera - FLÜGELNUSS - 495 674 891 854 871

Aglaia odorata - DUFTAGLAYA - 498 317 219 841 264

Amomum villosum - KARDAMON HAARIG -
514 218 497 214 516

Artemisia stelleriana vesiculosa - BEIFUẞ BLASENFÖRMIG
- 316 847 219 548 314

•Amomum medium - KARDAMON MITTEL -
519 487 218 417 514

Raphanus sativus - RADISCHEN - 478 691 741 895 498

Veratrum sp. - NIESWURZ - 543 648 749 841 848

Aspidium falcatum - HOLZFARN - 364 517 218 474 519

Nardostachys jatamansi - NARDOSTAXIS -
319 498 671 497 841

•Amomum melegueta - KARDAMON „PARADIESKÖRNER"
- 498 714 891 498 171

Berberis thunbergii - ESSIGDORN TUNBERG -
319 471 218 519 641

Balanophera - BALANOPHERA - 498 714 219 648 516

Arisaema japonicum - ARONSTAB ZACKIG -

491 216 217 319 218

Viburnum dilatatum - SCHNEEBALLSTRAUCH BREITBLÄTTRIG - 394 897 398 641 741

Kyllingia monocephala - KULLINGIYA EINKÖPFIG -
319 648 714 498 841

Broussonetia papyrifera - MAULBEERBAUM BAUMWOLLEN - 949 817 218 514 918

Diervilla versicolor (weigela japonica) - WEIGELIEN JAPANISCH - 549 781 496 719 814

Angelica anomala - ENGELWURZ UNTYPISCH -
549 481 217 519 491

•Amomum villosum - KARDAMON HAARIG -
514 218 497 214 516

Physalis alkekengi - BLASENKIRSCHE -
589 471 648 751 491

Kyllingia monocephala - KULLINGIYA EINKÖPFIG -
319 648 714 498 841

Akebia quinata - AKEBIE - 348 514 471 189 894

•Amomum xanthoides - KARDAMON GELB -
519 248 714 217 491

Imperata arundinacea – IMPERTATA BINSIG -
498 064 371 294 491

Gymnogongrus pinnulata - HYMNOGONGRUS -

319 689 719 648 491

Nardostachys jatamansi - NARDOSTAXIS -

319 498 671 497 841

•Amygdalus communis - MANDEL SÜß -

498 713 519 481 214

Aesculus chinensis - ROßKASTANIE CHINESISCH -

319 847 219 164 891

Aralia cordata - ARALIE - 914 817 319 898 514

Juniperus chinensis - WACHOLDERBEERE CHINESISCH -

318 649 517 849 648

Artemisia stelleriana vesiculosa - BEIFUß BLASENARTIG -

316 847 219 548 314

•Andropogon schoenanthus - BARTGRAS -

514 271 891 249 516

Allium sativum - KNOBLAUCH - 214 893 518 617 881

Lawsonia alba - HENNA WEIß - 481 479 491 851 461

Symplocos prunifolia - BERGALUMEN -

534 648 497 898 648

Solanum dulcamara - BITTERSÜß - 614 987 149 381 609

Camphora officinarum (Laurus camphora, Lin. Cinna-momum camphora) - KAMPFERBAUM - 491 548 319 649 716

Andropogon schoenanthus - BARTGRAS -

514 271 891 249 516

Alliaria wasahi - KNOBLAUCHKRÖTE -

318   419   854   671   814

Akebia quinata - AKEBIE - 348   514   471   189   894

•Anemarhena asphodeloides - ANEMARENA -

549   318   314   571   918

Adenophora, codonopsic, platycodon, wahlenbergia - GLOCKENBLUME BLAU - 319   647   894   319   847

Abutilon indicum – SCHÖNMALVE INDISCH –

219   814   318   512   821

Allium odorum - KNOLLENZWIBEL - 514   217   298   491   481

Phaseolus mungo - SAATWICKE - 518   471   489   671   481

Argemone mexicana - MOHN STACHELUG -

918   514   319   417   218

Viburnum dilatatum - SCHNEEBALLSTRAUCH BREITBLÄTTRIG - 394   897   398   641   741

Momordica charantia - BALSAMAPFEL -

491   481   497   481   016

•Anemone cernua - ANEMONE - 513   471   216   891   549

Oxalis corniculata - SAUERKLEE HORNFÖRMIG -

514   897   319   649   718

Raphanus sativus - RADISCHEN - 478   691   741   895   498

Tricomanes japonicum - TRIKOMANES JAPANISCH -

681   378   549   845   917

© Г. П. Грабовой, 1998

Asparagus lucidus - SPARGEL HELL - 317 498 518 491 219

•Angelica anomala - ENGELWURZ UNTYPISCH -
549 481 217 519 491

Allium odorum – KNOLLENZWIEBEL –
514 217 298 491 481

Vitis corniculata - WEINTRAUBEN GEHÖRNT -
549 648 749 698 741

Lactuca sp. - GARTENSALAT - 318 498 478 647 845

Diospyros kaki - KAKIFRUCHT JAPANISCH -
219 497 854 319 647

Capsella bursa pastoris - HIRTENTÄSCHEL -
498 718 319 481 514

Polygonum filiforme - KNÖTERICH FADENARTIG -
549 671 894 712 319

Rubia cordifolia - KRAPP HERZBLÄTTRIG -
317 849 697 318 491

Diervilla versicolor (weigela japonica) - WEIGELIEN JAPANISCH - 549 781 496 719 814

Agave chinensis - AGAVE CHINESISCH -
219 367 891 497 218

•Angelica decursiva - ENGELWURZ FALLEND -
519 364 819 574 981

Adenophora, codonopsic, platycodon, wahlenbergia -

GLOCKENBLUME BLAU - 319 647 894 319 847

Arisaema ringens - ARONSTAB GEÖFFNET -

318 491 598 647 895

Lactuca sp. - GARTENSALAT - 318 498 478 647 845

Reineckia carnea —ROTRHEIN - 384 678 319 498 781

Nuphar japonicum - TEICHROSE JAPANISCH -

319 689 749 758 841

Luffa cylindrica – SCHWAMMKÜRBIS ZYLINDRISCH –

549 647 498 754 191

Gynandropsis pentaphylla - GINANDROPSIS -

519 498 478 641 718

•Apium graveolens - SELLERIE - 514 812 318 417 819

Bletia hyacinthina - ORCHIDEE AMETHYST -

478 416 318 498 714

Cassia mimosoides - GEWÜRZRINDE WESTLICH -

594 318 497 584 547

Carex macrocephala - RIEDGRAS GROßKÖPFIG -

318 471 219 498 617

Scaphium scaphigerum - SCHIFFCHEN -

394 498 678 841 541

Stillingia sebifera - ÖLBAUM - 475 694 381 479 851

•Aplotaxis auriculata - APLOTAXIS - 519 314 819 712 819

Ophiopogon spicatus - OPHYPOGON - 314 648 748 851 841

Spondias dulcis - APFEL OTACHEIT - 475 847 398 671 219

Scutellaria macrantha - HELMKRAUT - 381 492 548 831 214

Lycium chinense - BOCKSDORN CHINESISCH -
548 647 841 678 841

Aesculus chinensis - ROßKASTANIECHINESISCH -
319 847 219 164 891

•Apocynum venetum - HUNDEKOHL - 598 137 498 814 214

Polygala reinii - KREUZBLUME - 549 218 317 641 481

Magnolia (Michelia) fuscata - MAGNOLIE BRÄUNLICH -
514 498 497 649 741

Hamamelis japonica - ZAUBERNUSS JAPANISCH -
319 497 894 671 891

Sambucus javanica - HOLUNDER JAVANISCH -
316 719 317 849 364

Bupleurum falcatum, Bupleurum octoradiatum - HASENOHR
- 498 517 394 174 815

Abutilon indicum - SCHÖNMALVE INDISCH -
219 814 318 512 821

Alpinia globosum - GALANGITWURZEL -
219 491 718 491 219

Argemone mexicana - MOHN STACHELIG -
918 514 319 417 218

Arisaema ringens - ARONSTAB GEÖFFNET -
318 491 598 647 895

Orixa japonica - ORYX JAPANISCH - 594 318 714 848 918

•Aquilaria agallocha - TINTENFISCH - ALOE -
549 712 814 918 517

Polygonum tinctorium - FÄRBERKNÖTERICH -
316 498 381 451 719

Lysimachia eleutheroides - GELBWEIDERICH -
318 419 618 714 481

Digitalis sp. - FINGERHUT - 891 498 719 647 891

•Aralia cordata - ARALIE - 914 817 319 898 514

Oenanthe stolonifera - PFERDESAAT - 314 318 718 419 481

Apium graveolens - SELLERIE - 514 812 318 417 819

Amber - BERNSTEIN - 498 671 894 672 728

Vicia hirsuta - RIEDHAAR - 648 749 319 841 815

Bombax malabaricum - BOMBAX - 319 348 549 671 489

•Arctium lappa - KLETTE - 519 471 218 314 217

Cinnamomum cassia - ZIMT (KASSIAZIMT) -
414 864 519 648 716

Aquilaria agallocha - TINTENFISCH - ALOE -
549 712 814 918 517

Maesa doraena - MESA - 318 491 649 718 841

Hibiscus esculentus, H. manihot - COMBOFRUCHT -
549 478 479 314 841

© Г. П. Грабовой, 1998

Punica granatum - GRANATBAUM -193 648 714 845 648

Torreya nucifera - TORREYE - 513 648 794 851 641

Inula chinensis - ALANT CHINESISCH -
519 649 849 718 491

Calendula officinalis - RINGELBLUME MEDIZINISCH - 498
718 519 461 714

•Areca catechu - BETELPALME - 314 813 219 479 816

Gynandropsis pentaphylla - HYNANDROPSIS -
519 498 478 641 718

Luffa cylindrica - SCHWAMMKÜRBIS ZYLINDRISCH -
549 647 498 754 191

Nephelium litchi - NEPHELIUM LITSCHI -
319 493 489 748 841

Camphora officinarum (Laurus camphora, Lin. Cinna-momum camphora) - KAMPFERBAUM - 491 548 319 649 716

Astragalus hoangtchy - WIRBELKRAUT -
518 491 217 516 298

Arisaema japonicum - ARONSTAB ZACKIG -
491 216 217 319 218

Acorus sp. - MOORKALMUS - 249 718 497 148 216

Alliaria wasahi - KNOBLAUCHKRÖTE - 318 419 854 671 814

•Argemone mexicana - MOHN STACHELIG -

918 514 319 417 218

Polygonum lapathifolium – KNÖTERICH BEHAART –

319 489 714 671 894

Lycium chinense - BOCKSDORN CHINESISCH -

548 647 841 678 841

Drumoglossum carnosum - SCHNECKENGRAS -

548 497 497 891 948

Stellaria aquatica - STERNKRAUT - 395 698 754 647 891

Smilax sinensis - YAMSWURZEL - 398 497 548 851 641

•Arisaema japonicum - ARONSTAB ZACKIG -

491 216 217 319 218

Polygonum tinctorium - FÄRBERKNÖTERICH -

316 498 381 451 719

Juniperus chinensis - WACHOLDERBEERE CHINESISCH -

318 649 517 849 648

Vitex cannabifolia - MÖNCHSPFEFFER -

749 648 731 894 741

Sophora japonica - SOPHORE JAPANISCH -

397 648 545 817 491

Mosla punctata - MOSLA PUNKTFÖRMIG -

381 689 497 841 841

Gynocardia odorata - DUFTHYNOKARDYA -

498 719 734 814 818

•Arisaema thunbergii - ARONSTAB TUNBERG -

491 217 984 218 317

Abrus precatorius - WASSERMELONE -

894 328 719 818 498

Adenophora, codonopsic, platycodon, wahlenbergia - GLOCKNBLUME BLAU - 319 647 894 319 847

Balanophera - BALANOPHERA - 498 714 219 648 516

Stillingia sebifera - ÖLBAUM - 475 694 381 479 851

Solanum nigrum - NACHTSCHATTEN SCHWARZ -

594 378 981 218 491

Lactuca sp. - GARTENSALAT - 318 498 478 647 845

Agave chinensis - AGAVE CHINESISCH -

219 367 891 497 218

Viburnum dilatatum - SCHNEEBALLSTRAUCH BREITBLÄTTRIG - 394 897 398 641 741

•Arisaema ringens - ARONSTAB GEÖFFNET -

318 491 598 647 895

Adenophora, codonopsic, platycodon, wahlenbergia - GLOCKENBLUME BLAU - 319 647 894 319 847

Allium odorum - KNOLLENZWIEBEL -

514 217 298 491 481

Acanthopanax ricinifolium - STACHELKRAFTWURZ ZANGENFÖRMIG - 498 713 214 461 847

•Aristolochia contorta (A. koempferi, A. recurvilabra) - OSTERLUZEI - 849 317 548 491 641

Agave chinensis - AGAVE CHINESISCH - 219 367 891 497 218

Berberis thunbergii - ESSIGDORN TUNBERG - 319 471 218 519 641

Spondias dulcis - APFEL OTACHEIT - 475 847 398 671 219

Saggitaria sagittifolia PFEILKRAUT - 648 497 854 648 714

•Artemisia annua - BEIFUß EINJÄHRIG - 894 517 218 497 316

Begonia discolor (B. evansiana) - BEGONIE AUFGELÖST - 394 891 519 748 516

Calendula officinalis - RINGELBLUME MEDIZINISCH - 498 718 519 461 714

Kyllingia monocephala - KULLINGYA EINKÖPFIG - 319 648 714 498 841

Sophora japonica - SOPHORE JAPANISCH - 397 648 545 817 491

Sorghum vulgare - KAFFERNKORN - 507 328 429 064 898

•Artemisia apiacea - BEIFUß BIRNENFÖRMIG - 514 317 218 491 516

Prunus armeniaca - APRIKOSE - 498 894 713 518 817

Berberis thunbergii - ESSIGDORN TUNBERG -

319 471 218 519 641

Artemisia stelleriana vesiculosa - BEIFUß BLASENFÖRMIG - 316 847 219 548 314

Acanthopanax spinosum - STACHELKRAFTWURZ DORNIG - 234 718 206 514 281

Asparagus lucidus - SPARGELL HELL - 317 498 518 491 219

•Artemisia capillaris - BEIFUß HAARIG -
684 318 514 971 894

Alpinia globosum - GALANGITWURZEL -
219 491 718 491 219

Biota orientalis - THUYA - 549 716 318 491 748

Chamaerops excelsa - ZWERGPALME - 418 471 319 694 518

Glycyrrhiza - SÜßHOLZ - 548 498 714 648 718

Saraca indica - SARAKA INDISCH - 368 495 548 671 218

Osmunda regalis - KÖNIGSFARN - 314 489 617 814 818

Aster trinervius - ASTER GEDREIT - 849 516 317 854 378

•Artemisia japonica - BEIFUß JAPANISCH -
491 317 518 471 819

Agave chinensis - AGAVE CHINESISCH -
219 367 891 497 218

Hydropyrum latifolium - REISKRAUT - 593 497 894 697 498

Populus tremula - PAPPEL ZITTERIG - 549 471 898 671 319

Scopolia japonica - SCOPOLIE JAPANISCH -

549 851 318 671 841

Aster trinervius - ASTER GEDREIT - 849 516 317 854 378

• Artemisia keiskiana - DACHBEIFUß - 819 491 518 549 617

Oxalis corniculata - SAUERKLEE HORNFÖRMIG -
514 897 319 649 718

Lycium chinense - BOCKDORN CHINESISCH -
548 647 841 678 841

Zizyphus vulgaris - CHINESISCHE JUJUBE ECHT -
316 718 319 649 748

Kyllingia monocephala - KULLIGINYA EINKÖPFIG -
319 648 714 498 841

Raphanus sativus - RADISCHEN - 478 691 741 895 498

Prunus armeniaca - APRIKOSE - 498 894 713 518 817

Prunus pseudo-cerasus - KIRSCHE CHINESISCH -
316 498 719 894 894

Lysimachia eleutheroides - GELBWEIDERICH -
318 419 618 714 481

• Artemisia stelleriana vesiculosa - BEIFUß BLASENARTIG -
316 847 219 548 314

Prunus armeniaca - APRIKOSE - 498 894 713 518 817

Arisaema japonicum - ARONSTAB ZACKIG -
491 216 217 319 218

Viburnum dilatatum - SCHNEEBALLSTRAUCH

BREITBLÄTTRIG - 394 897 398 641 741

Ipomoea batatas - TRICHTERWINDE BATATE -
514 489 718 618 714

Agave chinensis - AGAVE CHINESISCH -
219 367 891 497 218

Acer trifidum - AHORN DREIGETEILT -
594 718 316 748 549

Achillea sibirica - SCHAFGARBE SIBIRISCH -
948 571 394 467 894

•Artemisia vulgaris - BEIFUß - 648 541 219 364 591

Blumea balsamifera - KAMPFERBLUMEA -
319 471 284 598 641

Pachyrhizus thunbergianus - PACHIRISUS TUNBERG -
549 648 749 751 318

Nardostachys jatamansi - NARDOSTAXIS -
319 498 671 497 841

Polygala reinii - KREUZBLUME - 549 218 317 641 481

Rhus semialata - LEDERBAUM - 348 749 314 518 617

Rhododendron metternichii (R. fortunei) - RHODODENDRON METTERNICH - 316 894 897 898 491

•Artocarpus integerifolia - BROTBAUM -
513 849 316 718 516

Maba ebenos - EBENHOLZBAUM - 349 648 718 745 841

Hibiscus rosasinensis - HYBISKUS „CHINESISCHE ROSE" -
319 481 489 317 481

Osmunda regalis - KÖNIGSFARN - 314 489 617 814 818

Serissa foetida - SERISA STINKIG - 369 718 384 361 849

Melia azedarach (M. toosendan) - ESCHENHOLZ -
314 781 671 498 841

Biota orientalis - THUYA - 549 716 318 491 748

•Asarum forbesi - HASELWURZ - 894 316 719 518 516

Lycium chinense - BOCKDORN CHINESISCH -
548 647 841 678 841

Ranunculus sp. - BUTTERBLUME - 594 319 848 719 016

Aceranthus sagittatus - ACERANTUS PFEILFÖRMIG -
494 871 394 857 498

Blumea balsamifera - KAMPFERBLUMEYA -
319 471 284 598 641

Magnolia hypoleuca - MAGNOLIE HYPOLEUKA -
319 497 841 649 718

•Asarum sieboldi - HASELWURZ SEIBOLD -
598 161 318 549 817

Begonia discolor (B. evansiana) - BEFONIE AUFGELÖST -
394 891 519 748 516

Achillea sibirica - SCHAFGARBE SIBIRISCH -
948 571 394 467 894

Vitis corniculata - WEINTRAUBEN GEHÖRNT -
549 648 749 698 741

Scutellaria macrantha - HELMKRAUT - 381 492 548 831 214

Sesamum indicum - SESAM INDISCH - 543 648 394 387 491

Mirabilis jalapa - WUNDERBLUME - 498 471 649 718 148

Woodwardia radicans - VUDVARDIE EINGEWURZELT - 697 895 391 594 891

•Asclepias sp. - SCHWALBENWURZ - 218 561 319 891 516

Nothosmyrnium japonicum - NOTOSMIRNUM JAPANISCH - 549 498 719 671 851

Shorea robusta - SCHOREYA - 368 491 518 531 841

Lycoperdon - REGENPILZ - 319 481 649 719 894

Osmunda regalis - KÖNIGSFARN - 314 489 617 814 818

Artemisia capillaris - BEIFUß HAARIG -
684 318 514 971 894

Chamaerops excelsa - ZWERGPALME - 418 471 319 694 518

•Asparagus lucidus - SPARGEL HELL - 317 498 518 491 219

Lycium chinense - BOCKDORN CHINESISCH -
548 647 841 678 841

Nandina domestica - ZIMMERNANDINA -
318 497 314 851 617

Shorea robusta - SCHOREYA - 368 491 518 531 841

Symplocos prunifolia - BERGALUMEN -

534 648 497 898 648

Mucuna capitata - BRENNHÜLSEN - 318 649 793 491 811

•Aspidium falcatum - HOLZFARN - 364 517 218 474 519

Begonia discolor (B. evansiana) - BEGONIE AUFGELÖST - 394 891 519 748 516

Linum sativum - SAATLEIN - 316 498 598 491 471

Rhus semialata - LEDERBAUM - 348 749 314 518 617

Aceranthus sagittatus - ACERANTUS PFEILFÖRMIG - 494 871 394 857 498

Algae - SEEALGEN - 498 641 718 491 845

Abrus precatorius - WASSERMELONE - 894 328 719 818 498

Achillea sibirica - SCHAFGARBE SIBIRISCH - 948 571 394 467 894

Blumea balsamifera - KAMPFERBLUMEYA - 319 471 284 598 641

Bombax malabaricum - BOMBAX - 319 348 549 671 489

Crinum sinensis - HAKENLILIE - 519 891 498 317 581

•Aster fastigiatus - ASTER HOCH - 314 854 319 478 916

Oxalis corniculata - SAUERKLEE HORNFÖRMIG - 514 897 319 649 718

Lysimachia eleutheroides - GELBWEIDERICH - 318 419 618 714 481

© Г. П. Грабовой, 1998

Quercus sp. - EICHE - 319 674 845 419 891

Polygonatum officinale - WEIßWURZ MEDIZINISCH - 598 497 319 697 841

Hydropyrum latifolium - REICSGRAS - 593 497 894 697 498

Ipomoea batatas - TRICHTERWINDE BATATE - 514 489 718 618 714

•Aster tataricus - ASTER TATARISCH - 214 561 218 974 548

Plantago major - WEGERICH GROß - 548 317 949 897 319

Rhododendron metternichii (R. fortunei) - RHODODENDRON METTERNICH - 316 894 897 898 491

Sedum erythrostictum - MAUERPFEFFER ROT - 374 893 498 671 841

Prunus mume - BACKPFLAUME - 518 617 314 851 489

Allium sativum - KNOBLAUCH - 214 893 518 617 881

Artemisia annua - BEIFUß EINJÄHRUG - 894 517 218 497 316

Bidens parviflora - ZWEIZACK KLEINBLÜTIG - 514 471 219 831 478

Argemone mexicana - MOHN STACHELIG - 918 514 319 417 218

Aster trinervius - ASTER GEDREIT - 849 516 317 854 378

•Aster trinervius - ASTER GEDREIT - 849 516 317 854 378

Jasminum officinale - JASMIN MEDIZINISCH -

498 749 781 648 714

Rhododendron metternichii (R. fortunei) - RHODODENDRON METTERNICH - 316 894 897 898 491

Symplocos prunifolia - BERGALUMEN -

534 648 497 898 648

Hydropyrum latifolium - REISGRAS - 593 497 894 697 498

Aegle sepiaria - LIMETTE STACHELIG (SCHLANGENEGL) - 218 614 317 812 491

Angelica anomala - ENGELWURZ UNTYPISCH -

549 481 217 519 491

Artemisia apiacea - BEIFUß BIRNENFÖRMIG -

514 317 218 491 516

Begonia discolor (B. evansiana) - BEGONIE AUFGELÖST -

394 891 519 748 516

•Astragalus hoangtchy - WIRBELKRAUT -

518 491 217 516 298

Abrus precatorius - WASSERMELONE -

894 328 719 818 498

Agave chinensis - AGAVE CHINESISCH -

219 367 891 497 218

Rhamnus japonica - KREUZDORN JAPANISCH -

497 698 318 695 841

Vitex cannabifolia - MÖNCHSPFEFFER -

749 648 731 894 741

Asparagus lucidus - SPARGEL HELL - 317 498 518 491 219

•Atractylis sp. - ATRAKTILIS - 481 564 917 854 219

Oryza sativa - REIS - 549 678 498 319 814

Scaphium scaphigerum - SCHIFFCHEN -
394 498 678 841 541

Allium odorum - KNOLLENZWIEBEL -
514 217 298 491 481

•Atropa sp. - WOLFSWUT - 394 548 391 749 819

Acanthopanax ricinifolium - STACHELKRAFTWURZ ZANGENFÖRMIG - 498 713 214 461 847

Blumea balsamifera - KAMPFERBLUMEYA -
319 471 284 598 641

Viburnum dilatatum - SCHNEEBALLSTRAUCH BREITBLÄTTRIG - 394 897 398 641 741

Spondias amara - PFLAUME STACHELIG -
539 647 895 854 817

Pycnostelma chinensis - PIKNOSTELMA CHINESISCH -
649 784 549 671 845

Polygonum filiforme - KNÖTERICH FADENARTIG -
549 671 894 712 319

•Avena fatua – HAFER – 549 641 318 374 891

Lysimachia eleutheroides - GELBWEIDERICH -
318 419 618 714 481

Prunus armeniaca - APRIKOSE - 498 894 713 518 817

Pyrola rotundifolia - BIRNKRAUT RUNDBLÄTTRIG -
319 649 748 751 849

•Averrhoa carambola - STACHELBEERE CHINESISCH -
514 219 317 489 516

Sorghum vulgare - KAFFERNKORN - 507 328 429 064 898

Thermopsis fabacea - TERMOPSIS - 549 697 318 597 491

Acanthopanax ricinifolium - STACHELKRAFTWURZ ZANGENFÖRMIG - 498 713 214 461 847

Luffa cylindrica - SCHWAMMKÜRBIS ZYLINDRISCH -
549 647 498 754 191

•Balanophera - BALANOPHERA - 498 714 219 648 516

Mosla grosseserrata - MOSLA SÄGENZAHNARTIG GROß -
549 618 713 814 718

Maba ebenos - EBENHOLZBAUM - 349 648 718 745 841

Gynocardia odorata - DUFTHYNOKARDIYA -
498 719 734 814 818

•Balsamodendron myrrha - BALSAMODENDRON -
518 478 549 617 214

Polygonum filiforme - KNÖTERICH FADENARTIG -

549 671 894 712 319

Scopolia japonica - SCOPOLIE JAPANISCH -
549 851 318 671 841

Mangifera indica - MANGO - 516 319 318 498 014

Acorus sp. - MOORKALMUS - 249 718 497 148 216

Nyctanthes arbor tristis - NIKTANTES - 548 491 718 649 541

Hovenia dulcis - HOVENIE - 549 497 894 649 718

Nepeta glechoma - KATZENMINZE - 514 478 671 498 841

•Bambusa sp. - BAMBUS - 698 549 319 718 541

Polygonum japonicum - KNÖTERICH JAPANISCH -
318 496 368 741 845

Gentiana scabra - ENZIAN - 498 471 891 478 614

Melia azedarach (M. toosendan) - ESCHENHOLZ -
314 781 671 498 841

Oxalis corniculata - SAUERKLEE HORNFÖRMIG -
514 897 319 649 718

Symplocos prunifolia - BERGALUMEN -
534 648 497 898 648

Acanthopanax spinosum - STACHELKRAFTWURZ DORNIG
- 234 718 206 514 281

• Barkhausia repens - KRIECHBARKCHUSIYA -
594 471 894 421 671

Lichens - FLECHTE - 148 478 491 649 714

Stillingia sebifera - ÖLBAUM - 475 694 381 479 851

Punica granatum - GRANATBAUM - 193 648 714 845 648

•Basella rubra - NACHTSCHATTEN MALABAR -
319 471 218 479 841

Osmunda regalis - KÖNIGSFARN - 314 489 617 814 818

Incarvillea sinensis - INKARVILLEYA CHINESISCH -
519 497 894 648 741

Viburnum dilatatum - SCHNEEBALLSTRAUCH BREITBLÄTTRIG - 394 897 398 641 741

•Begonia discolor (B. evansiana) -BEGONIE AUFGELÖST -
394 891 519 748 516

Acacia catechu - AKAZIE GEKETTET (PERLSCHNURARTIG) - 294 318 214 016 718

Aceranthus sagittatus - ACERANTUS PFEILFÖRMIG -
494 871 394 857 498

Achillea sibirica - SCHAFGARBE SIBIRISCH -
948 571 394 467 894

Acanthopanax ricinifolium - STACHELKRAFTWURZ ZANGENFÖRMIG - 498 713 214 461 847

Achryanthes bidentata - SOLOMIBLÜTE -
491 264 798 471 264

Acer trifidum - AHORN DREIGETEILT -
594 718 316 748 549

Abrus precatorius - WASSERMELONE -
894 328 719 818 498

•Benincasa cerifera -KÜRBIS INDISCH -
319 548 849 671 498

Adenophora, codonopsic, platycodon, wahlenbergia - GLOCKENBLUME BLAU - 319 647 894 319 847

Agave chinensis - AGAVE CHINESISCH -
219 367 891 497 218

Spondias amara - PFLAUME STACHELIG -
539 647 895 854 817

Amomum amarum - KARDAMON SCHWARZ -
519 674 898 191 518

Areca catechu - BETELPALME - 314 813 219 479 816

•Berberis thunbergii - ESSIGDORN TUNBERG —
319 471 218 519 641

Agave chinensis - AGAVE CHINESISCH -
219 367 891 497 218

Biota orientalis - THUYA - 549 716 318 491 748

Daphne genkwa - PFEFFERSTRAUCH -
591 498 714 461 819

Rhus semialata - LEDERBAUM - 348 749 314 518 617

Osmunda regalis - KÖNIGSFARN - 314 489 617 814 818

•Beta vulgaris - ZUCKERRÜBE WEIß - 498 516 471 894 219

Acanthopanax ricinifolium - STACHELKRAFTWURZ ZANGENFÖRMIG- 498 713 214 461 847

Achillea sibirica - SCHAFGRABE SIBIRISCH - 948 571 394 467 894

Achryanthes bidentata - SOLOMOBLUME - 491 264 798 471 264

Acer trifidum - AHORN DREIGETEILT - 594 718 316 748 549

Symplocos prunifolia - BERGALUMEN - 534 648 497 898 648

Rhododendron metternichii (R. fortunei) - RHODODENDRON METTERNICH - 316 894 897 898 491

Bignonia grandiflora - BIGNONIYA - 814 917 219 498 516

•Betula alba - BIRKE WEIß - 318 498 516 718 514

Achillea sibirica - SCHAFGRABE SIBIRISCH - 948 571 394 467 894

Adenophora, codonopsic, platycodon, wahlenbergia - GLOCKENBLUME BLAU - 319 647 894 319 847

Dalbergia hupeana - DALBERGIYA - 589 614 312 089 491

Raphanus sativus - RADISCHEN - 478 691 741 895 498

Metaplexis stauntonii - METAPLEXIS - 471 498 671 894 491

Nepeta glechoma - KATZENMINZE - 514 478 671 498 841

Blumea balsamifera - KAMPFERBLUMEYA -

319 471 284 598 641

•Bidens parviflora - ZWEIZACK KLEINBLÜTIG -
514 471 219 831 478

Pyrola rotundifolia - BIRNKRAUT RUNDBLÄTTRIG -
319 649 748 751 849

Tussilago farfara - MÄRZBLUME - 349 648 739 841 541

Nardostachys jatamansi - NARDOSTAXIS -
319 498 671 497 841

Ipomoea batatas - TRICHTERWINDE BATATE -
514 489 718 618 714

Jatropha janipha – BRECHNUSS – 549 497 894 649 748

Strychnos nuxvomica - STRYCHNINBEERE -
547 648 894 751 491

•Bignonia grandiflora - BIGNONIYA - 814 917 219 498 516

Osmunda regalis - KÖNIGSFARN - 314 489 617 814 818

Imperata arundinacea - ROHRINMERATA -
498 064 371 294 491

Ginkgo biloba - GINKGO - 519 498 714 789 498

Pterocarya stenoptera - FLÜGELNUß - 495 674 891 854 871

Nardostachys jatamansi - NARDOSTAXIS -
319 498 671 497 841

Inula chinensis - ALANT CHINESISCH -
519 649 849 718 491

•Biota orientalis - THUYA - 549 716 318 491 748

Achillea sibirica - SCHAFGRABE SIBIRISCH -
948 571 394 467 894

Adenophora, codonopsic, platycodon, wahlenbergia - GLOCKENBLUME BLAU - 319 647 894 319 847

Cupressus - CYPRESSE - 948 714 818 918 947

Areca catechu - BETELPALME - 314 813 219 479 816

Artemisia apiacea - BEIFUß BIRNENFÖRMIG -
514 317 218 491 516

Ixora stricta - IXORA AUFRECHT STEHEND -
549 648 749 798 549

Begonia discolor (B. evansiana) - BEGONIE AUFGELÖST -
394 891 519 748 516

Hibiscus rosasinensis - COMBOFRUCHT "CHINESISCHE ROSE" - 319 481 489 317 481

•Bletia hyacinthina - AMETHYSTORCHIDEE -
478 416 318 498 714

Artemisia keiskiana - DACHBEIFUß - 819 491 518 549 617

Hydropyrum latifolium - REISGRAS - 593 497 894 697 498

Sophora angustifolia - SOPHORE SCHMALBLÄTTRIG -
589 016 378 492 789

Mucuna capitata - BRENNHÜLSEN - 318 649 793 491 811

Balanophera - BALANOPHERA - 498 714 219 648 516

Allium sativum - KNOBLAUCH - 214 893 518 617 881

Arisaema ringens - ARONSTAB GEÖFFNET -
318 491 598 647 895

•Blumea balsamifera - KAMPFERBLUMEYA -
319 471 284 598 641

Acanthopanax ricinifolium - STACHELKRAFTWURZ ZANGENFÖRMIG - 498 713 214 461 847

Abrus precatorius - WASSERMELONE -
894 328 719 818 498

Amber - BERNSTEIN - 498 671 894 672 728

Aquilaria agallocha - TINTENFISCH-ALOE -
549 712 814 918 517

Diospyros kaki - KAKIFRUCHT JAPANISCH –
219 497 854 319 647

Ranunculus sp. - BUTTERBLUME - 594 319 848 719 016

Torreya nucifera - TORREYE - 513 648 794 851 641

•Boehmeria nivea - RAMIE - 491 514 319 854 916

Maba ebenos - EBENHOLZBAUM - 349 648 718 745 841

Raphanus sativus - RADISCHEN - 478 691 741 895 498

Lysimachia eleutheroides - GELBWEIDERICH -
318 419 618 714 481

Acanthopanax ricinifolium - STACHELKRAFTWURZ ZANGENFÖRMIG - 498 713 214 461 847

Allium sativum - KNOBLAUCH - 214 893 518 617 881

Aspidium falcatum - HOLZFARN - 364 517 218 474 519

Allium odorum - KNOLLENZWIEBEL -

514 217 298 491 481

•Bombax malabaricum - BOMBAX - 319 348 549 671 489

Raphanus sativus - RADISCHEN - 478 691 741 895 498

Rhododendron metternichii (R. fortunei) - RHODODENDRON METTERNICH - 316 894 897 898 491

Oxalis corniculata - SAUERKLEE HORNFÖRMIG -

514 897 319 649 718

Luffa cylindrica - SCHWAMMKÜRBIS ZYLINDRISCH -

549 647 498 754 191

Osmunda regalis - KÖNIGSFARN - 314 489 617 814 818

Achillea sibirica - SCHAFGRABE SIBIRISCH -

948 571 394 467 894

Acanthopanax ricinifolium - STACHELKRAFTWURZ ZANGENFÖRMIG - 498 713 214 461 847

•Boswellia - BOSVELLIYA - 491 487 519 649 517

Amomum medium - KARDAMON MITTEL -

519 487 218 417 514

Allium odorum - KNOLLENZWIEBEL -

514 217 298 491 481

Kyllingia monocephala - KULLINGIYA EINKÖPFIG -

319 648 714 498 841

© Г. П. Грабовой, 1998

Polygonatum officinale - WEIßWURZ MEDIZINISCH -
598 497 319 697 841

Smilax pseudo-china - STECHWINDE PSEUDOCHINESISCH
- 319 498 789 649 718

Torreya nucifera - TORREYE - 513 648 794 851 641

Ipomoea batatas - TRICHTERWINDE BATATE -
514 489 718 618 714

•Boymia rutaecarpa - EVODIYA - 471 498 516 719 491

Nepeta glechoma - KATZENMINZE - 514 478 671 498 841

Hibiscus esculentus, H. manihot - COMBOFRUCHT -
549 478 479 314 841

Viburnum dilatatum - SCHNEEBALLSTRAUCH BREITBLÄTTRIG - 394 897 398 641 741

Ranunculus sp. - BUTTERBLUME - 594 319 848 719 016

Begonia discolor (B. evansiana) - BEGONIE AUFGELÖST -
394 891 519 748 516

Amber - BERNSTEIN - 498 671 894 672 728

Acanthopanax ricinifolium - STACHELKRAFTWURZ ZANGENFÖRMIG - 498 713 214 461 847

Achryanthes bidentata - SOLOMOBLÜTE -
491 264 798 471 264

•Brasenia peltata - BRASENIYA SCHILDFÖRMIG -
319 416 719 514 318

Amomum medium - KARDAMON MITTEL -

519 487 218 417 514

Hibiscus esculentus, H. manihot - COMBOFRUCHT -

549 478 479 314 841

Thlaspi arvense - PFENNIGKRAUR - 538 649 713 841 214

Ixora stricta – IXORA AUFREHCT STEHEND -

549 648 749 798 549

Pycnostelma chinensis - PIKNOSTELMA CHINESISCH -

649 784 549 671 845

Amomum amarum - KARDAMON SCHWARZ -

519 674 898 191 518

Aceranthus sagittatus - ACERANTUS PFEILFÖRMIG -

494 871 394 857 498

Allium odorum - KNOLLENZWIEBEL -

514 217 298 491 481

•Brassica sp. - WEIßKOHL - 481 475 319 489 516

Inula chinensis - ALANT CHINESISCH -

519 649 849 718 491

Geranium nepalense - GERANIE - 548 491 781 648 741

Nephelium litchi - NEPHELIUM LITSCHI -

319 493 489 748 841

Incarvillea sinensis - INKARVILLEYA CHINESISCH -

519 497 894 648 741

Symplocos prunifolia - BERGALUMEN -

534 648 497 898 648

Fumaria officinalis - ERDRAUCH MEDIZINISCH -

514 498 713 498 219

•Broussonetia papyrifera - BAUMWOLLMAULBEERE -

949 817 218 514 918

Oecoeoclades falcata - OCEOKLADUS - 394 851 671 549 841

Kyllingia monocephala - KULLINAGIYA EINKÖPFIG -

319 648 714 498 841

Pycnostelma chinensis - PIKNOSTELMA CHINESISCH -

649 784 549 671 845

Torreya nucifera - TORREYA - 513 648 794 851 641

Symplocos prunifolia - BERGALUMEN -

534 648 497 898 648

Viola silvestris - WALDVEILCHEN - 648 749 319 891 491

Argemone mexicana - MOHN STACHELIG -

918 514 319 417 218

•Brunella vulgaris - BRAUNELLE ECHT -

549 717 894 316 894

Nepeta glechoma - KATZENMINZE - 514 478 671 498 841

Nelumbium speciosum - LOTOS INDISCH -

518 496 714 789 548

Nardostachys jatamansi - NARDOSTAXIS -

319 498 671 497 841

Imperata arundinacea – ROHRIMPERATA –
498 064 371 294 491

Acanthopanax spinosum - STACHELKRAFTWURZ DORNIG
- 234 718 206 514 281

Abrus precatorius - WASSERMELONE -
894 328 719 818 498

Acanthopanax ricinifolium - STACHELKRAFTWURZ ZANGENFÖRMIG - 498 713 214 461 847

Agave chinensis - AGAVE CHINESISCH -
219 367 891 497 218

•Buddleia officinalis – SOMMERFLIEDER MEDIZINISCH (SCHMETTERLIGBUSCH) – 549 714 898 561 917

Blumea balsamifera - KAMPFERBLUMEYA -
319 471 284 598 641

Caryophyllus aromaticus - NELKE - 319 714 894 516 718

Raphanus sativus - RADISCHEN - 478 691 741 895 498

Oxalis corniculata - SAUERKLEE HORNFÖRMIG -
514 897 319 649 718

Jasminum officinale - JASMIN MEDIZINISCH -
498 749 781 648 714

Stellaria aquatica - STERNKRAUT - 395 698 754 647 891

•Buddleia curviflora - SOMMERFLIEDER GEWÖLBEBLÜMIG - 341 854 867 198 491

Akebia quinata - AKEBIE - 348 514 471 189 894

Bupleurum falcatum, Bupleurum octoradiatum – HASENOHR - 498 517 394 174 815

Artemisia vulgaris - BEIFUß - 648 541 219 364 591

Areca catechu - BETELPALME - 314 813 219 479 816

Asparagus lucidus - SPARGEL HELL - 317 498 518 491 219

Begonia discolor (B. evansiana) - BEGONIE AUFGELÖST - 394 891 519 748 516

Carduus crispus – DISTEL - 481 217 298 549 317

Bupleurum falcatum, Bupleurum octoradiatum – HASENOHR - 498 517 394 174 815

Nepeta glechoma - KATZEMNINZE - 514 478 671 498 841

Ipomoea batatas - TRICHTERWINDE BATATE - 514 489 718 618 714

Achillea sibirica - SCHAFGARBE SIBIRISCH - 948 571 394 467 894

Abutilon indicum - SCHÖNMALVE INDISCH - 219 814 318 512 821

Acanthopanax ricinifolium - STACHELKRAFTWURZ ZANGENFÖRMIG - 498 713 214 461 847

Achryanthes bidentata - SOLOMOBLÜTE - 491 264 798 471 264

Aceranthus sagittatus - ACERANTUS PFEILFÖRMIG - 494 871 394 857 498

Buxus sempervirens - BUCHSBAUM ECHT -

198 541 219 478 317

Amomum amarum - KARDAMON SCHWARZ -

519 674 898 191 518

Capsella bursa pastoris - HIRTENTÄSCHEL -

498 718 319 481 514

Argemone mexicana - MOHN STACHELIG -

918 514 319 417 218

Artemisia apiacea - BEIFUß BIRNENFÖRMIG -

514 317 218 491 516

Alocasia machroriza - ALOKASIYA - 498 719 649 712 894

Begonia discolor (B. evansiana) - BEGONIE AUFGELÖST -

394 891 519 748 516

Asarum forbesi – HASELWURZ - 894 316 719 518 516

Pyrus baccata - WOLDBIRNE - 394 785 649 894 718

Artemisia vulgaris - BEIFUß - 648 541 219 364 591

•Caesalpinia sp. C. minax - CELSAPINIYA -

194 897 398 549 671

Hibiscus rosasinensis - COMBOFRUCH „CHINESISCHE ROSE" - 319 481 489 317 481

Taraxacum officinalis – BUTTERBLUME -

317 498 647 891 514

Allium sativum - KNOBLAUCH - 214 893 518 617 881

Sorghum vulgare – KAFFERNKORN - 507 328 429 064 898

Oenanthe stolonifera – PFERDESAAT - 314 318 718 419 481

Allium odorum - KNOLLENZWIEBEL -

514 217 298 491 481

Amomum amarum - KARDAMON SCHWARZ -

519 674 898 191 518

Cajanus indicus – TAUBENERBSE - 498 714 549 871 491

Urtica thunbergiana - BRENNESSEL TUNBERG -

314 648 497 831 641

Balanophera - BALANOPHERA - 498 714 219 648 516

Arisaema japonicum - ARONSTAB ZACKIG -

491 216 217 319 218

Argemone mexicana - MOHN STACHELIG -

918 514 319 417 218

Ocimum basilicum - BASILIKUM - 319 497 485 649 718

Allium sativum - KNOBLAUCH - 214 893 518 617 881

•Calamus draco - KALAMUS - 518 491 614 519 781

Lycium chinense - BOCKSDORN CHINESISCH -

548 647 841 678 841

Begonia discolor (B. evansiana) - BEGONIE AUFGELÖST -

394 891 519 748 516

Nuphar japonicum - TEICHROSE JAPANISCH -

319 689 749 758 841

Hydropyrum latifolium - REISGRAS - 593 497 894 697 498

Arctium lappa – KLETTE - 519 471 218 314 217

Amomum amarum - KARDAMON SCHWARZ -

519 674 898 191 518

Balanophera - BALANOPHERA - 498 714 219 648 516

•Calendula officinalis - RINGELBLUME MEDIZINISCH -
498 718 519 461 714

Nuphar japonicum - TEICHROSE JAPANISCH -
319 689 749 758 841

Akebia quinata - AKEBIE - 348 514 471 189 894

Abutilon indicum - SCHÖNMALVE INDISCH -
219 814 318 512 821

Arisaema japonicum - ARONSTAB ZACKIG -
491 216 217 319 218

Aster fastigiatus - ASTER HOCH - 314 854 319 478 916

Oecoeoclades falcata - OCEOKLADUS - 394 851 671 549 841

•Calystegia sepium - KALISTEGIYA - 514 318 714 489 516

Acanthopanax spinosum - STACHELKRAFTWURZ DORNIG
- 234 718 206 514 281

Acanthopanax ricinifolium - STACHELKRAFTWURZ ZANGENFÖRMIG - 498 713 214 461 847

Achillea sibirica - SCHAFGARBE SIBIRISCH -
948 571 394 467 894

Raphanus sativus - RADISCHEN - 478 691 741 895 498

Tussilago farfara – MÄRZBLUME - 349 648 739 841 541

Ipomoea batatas - TRICHTERWINDE BATATE -

514 489 718 618 714

•Camelia japonica - KAMELIE JAPANISCH -
489 317 498 514 891

Nothosmyrnium japonicum - NOTOSMIRNUM JAPANISCH - 549 498 719 671 851

Gymnothrix (Alopecurus) - FUCHSSCHWANZ -
531 498 471 648 818

Aralia cordata - ARALIE - 914 817 319 898 514

Aceranthus sagittatus - ACERANTUS PFEILFÖRMIG -
494 871 394 857 498

Abrus precatorius - WASSERMELONE -
894 328 719 818 498

Achillea sibirica - SCHAFGARBE SIBIRISCH -
948 571 394 467 894

Acanthopanax ricinifolium - STACHELKRAFTWURZ ZANGENFÖRMIG - 498 713 214 461 847

Abutilon indicum - SCHÖNMALVE INDISCH -
219 814 318 512 821

•Camelia thea - TEESTRAUCH - 549 318 894 174 918

Acacia catechu - AKAZIE GEKETTET (PERLSCHNURARTIG) - 294 318 214 016 718

Achillea sibirica - SCHAFGARBE SIBIRISCH -
948 571 394 467 894

Achryanthes bidentata - SOLOMOBLÜTE -
491 264 798 471 264

Blumea balsamifera - KAMPFERBLUMEYA -
319 471 284 598 641

Pyrus baccata - WILDBIRNE - 394 785 649 894 718

Taraxacum officinalis – BUTTERBLUME -
317 498 647 891 514

Aster trinervius - ASTER GEDREIT - 849 516 317 854 378

•Camphora officinarum (Laurus camphora, Lin. Cinnamomum camphora) - KAMPFERBAUM -
491 548 319 649 716

Oecoeoclades falcata - OCEOKLADUS - 394 851 671 549 841

Setaria italica - SETARIYA "KOLBENHIRSE" -
364 895 378 648 718

Abutilon indicum - SCHÖNMALVE INDISCH -
219 814 318 512 821

Acanthopanax ricinifolium - STACHELKRAFTWURZ ZANGENFÖRMIG - 498 713 214 461 847

Tamarix chinensis - TAMARISKE CHINESISCH -
478 649 564 874 841

Artocarpus integerifolia - BROTBAUM - 513 849 316 718 516

Bignonia grandiflora - BIGNONIYA - 814 917 219 498 516

Artemisia vulgaris - BEIFUß - 648 541 219 364 591

•Canarium sp. - KANARIUM - 549 817 219 671 294

Amomum amarum - KARDAMON SCHWARZ -
519 674 898 191 518

Balanophera - BALANOPHERA - 498 714 219 648 516

Aralia cordata - ARALIE - 914 817 319 898 514

Artemisia stelleriana vesiculosa - BEIFUß BLASENARTIG -
316 847 219 548 314

Astragalus hoangtchy – WIRBELKRAUT -
518 491 217 516 298

•Canavallia ensiformis - KRIMPBOHNE SCHWERTFÖRMIG
- 649 571 218 399 416

Allium sativum - KNOBLAUCH - 214 893 518 617 881

Juniperus chinensis - WACHOLDERBEERE CHINESISCH -
318 649 517 849 648

Pterocarpus santalinus - PTEROKARPUS -
549 647 891 495 641

Nelumbium speciosum - LOTOS INDISCH -
518 496 714 789 548

Nyctanthes arbor tristis - NIKTANTES - 548 491 718 649 541

Osmunda regalis - KÖNIGSFARN - 314 489 617 814 818

Nardostachys jatamansi - NARDOSTAXIS -
319 498 671 497 841

Begonia discolor (B. evansiana) - BEGONIE AUFGELÖST -
394 891 519 748 516

•Capsella bursa pastoris - HIRTENTÄSCHEL -
498 718 319 481 514

Lycium chinense - BOCKSDORN CHINESISCH -
548 647 841 678 841

Hydropyrum latifolium - REISGRAS - 593 497 894 697 498

Torreya nucifera - TORREYE - 513 648 794 851 641

Pyrus sinensis - BIRNE CHINESISCH - 594 748 531 674 841

Allium odorum - KNOLLENZWIEBEL -
514 217 298 491 481

Acanthopanax ricinifolium - STACHELKRAFTWURZ ZANGENFÖRMIG - 498 713 214 461 847

Aster trinervius - ASTER GEDREIT - 849 516 317 854 378

•Capsicum annuum - PAPRIKA ROT - 514 817 294 361 981

Achillea sibirica - SCHAFGARBE SIBIRISCH -
948 571 394 467 894

Osmunda regalis - KÖNIGSFARN - 314 489 617 814 818

Thermopsis fabacea - TERMOPSIS - 549 697 318 597 491

Spondias amara - PFLAUME STACHELIG -
539 647 895 854 817

Sorghum vulgare – KAFFERNKORN - 507 328 429 064 898

Lactuca sp. - GARTENSSALAT - 318 498 478 647 845

Nandina domestica - ZIMMERNANDINA -
318 497 314 851 617

•Carduus crispus - DISTEL - 481 217 298 549 317

Oxalis corniculata - SAUERKLEE HORNFÖRMIG -
514 897 319 649 718

Aquilaria agallocha - TINTENFISCH-ALOE -
549 712 814 918 517

Marsilia quadrifolia - KLEEFARN - 514 618 718 498 814

Acanthopanax spinosum - STACHELKRAFTWURZ DORNIG
- 234 718 206 514 281

Artemisia vulgaris - SAATKORIANDER -
491 478 641 718 419

Nandina domestica - ZIMMERNANDINA -
318 497 314 851 617

•Carex macrocephala - RIEDGRAS GROßKÖPFIG -
318 471 219 498 617

Kyllingia monocephala - KULLINGIYA EINKÖPFIG -
319 648 714 498 841

Dryandra cordata - DRIANDRA HERZFÖRMIG -
549 648 719 814 854

Ficus carica - FIKUS ESSBAR (FEIGE) -
548 498 715 814 816

Gymnothrix (Alopecurus) - FUCHSSCHWANZ -
531 498 471 648 818

Ferns - FARN - 498 471 849 478 481

Arisaema ringens - ARONSTAB GEÖFFNET -

318 491 598 647 895

Achryanthes bidentata - SOLOMOBLÜTE -

491 264 798 471 264

•Carica papaya - PAPAYA - 819 314 598 671 891

Artemisia stelleriana vesiculosa - BEIFUß BLASENARTIG -

316 847 219 548 314

Rubus thunbergii - GARTENERDBEERE TUNBERG -

314 898 649 841 647

Benincasa cerifera - KÜRBIS INDISCH -

319 548 849 671 498

Aster trinervius - ASTER GEDREIT - 849 516 317 854 378

Oenanthe stolonifera – PFERDESAAT - 314 318 718 419 481

Scaphium scaphigerum - SCHIFFCHEN -

394 498 678 841 541

Strychnos nuxvomica - STRYCHNUNBEERE -

547 648 894 751 491

Akebia quinata - AKEBIE -

348 514 471 189 894

•Carpesium abrotan oides - ERDKOHL - 514 981 319 479 816

Polygonum filiforme - KNÖTERICH FADENARTIG - 549 671 894 712 319

Scrophularia oldhami - BRAUNWURZ - 316 389 217 482 481

Juncus communis - JUNKUS ECHT - 319 648 717 849 648

Acorus sp. – MOORKALMUS – 249 718 497 148 216

Balanophera – BALANOPHERA – 498 714 219 648 516

Aplotaxis auriculata – APLOTAXIS – 519 314 819 712 819

Amomum medium – KARDAMON MITTEL –
519 487 218 417 514

•Carthamus tinctorius – SAFFLOR – 494 517 219 496 148

Argemone mexicana – MOHN STACHELIG –
918 514 319 417 218

Lycium chinense – BOCKSDORN CHINESISCH –
548 647 841 678 841

Blumea balsamifera – KAMPFERBLUMEYA –
319 471 284 598 641

Arisaema japonicum – ARONSTAB ZACKIG –
491 216 217 319 218

Asparagus lucidus – SPARGELL HELL – 317 498 518 491 219

Allium odorum – KNOLLENZWIEBEL –
514 217 298 491 481

Acorus sp. – MOORKALMUS – 249 718 497 148 216

Aceranthus sagittatus – ACERANTUS PFEILFÖRMIG –
494 871 394 857 498

•Caryophyllus aromaticus – NELKE – 319 714 894 516 718

Artemisia apiacea – BEIFUß BIRNENFÖRMIG –
514 317 218 491 516

Achillea sibirica - SCHAFGARBE SIBIRISCH -
948 571 394 467 894

Berberis thunbergii - ESSIGBEERE TUNBERG -
319 471 218 519 641

Caesalpinia sp. C. minax - CESALPINIYA -
194 897 398 549 671

Blumea balsamifera - KAMPFERBLUMEYA -
319 471 284 598 641

Acanthopanax spinosum - STACHELKRAFTWURZ DORNIG
- 234 718 206 514 281

Juniperus chinensis - WACHOLDERBEERE CHINESISCH -
318 649 517 849 648

Pycnostelma chinensis - PIKNOSTELMA CHINESISCH -
649 784 549 671 845

•Cassia mimosoides - KASSIE WESTLICH -
594 318 497 584 547

Pyrus sinensis - BIRNE CHINESISCH - 594 748 531 674 841

Spondias dulcis - APFEL OTACHEIT - 475 847 398 671 219

Kyllingia monocephala - KULLINGIYA EINKÖPFIG -
319 648 714 498 841

Oxalis corniculata - SAUERKLEE HORNFÖRMIG -
514 897 319 649 718

Acanthopanax spinosum - STACHELKRAFTWURZ DORNIG
- 234 718 206 514 281

Achryanthes bidentata - SOLOMOBLÜTE -

491 264 798 471 264

Balanophera - BALANOPHERA - 498 714 219 648 516

•Castanea vulgaris - KASTANIE ECHT - 498 547 894 371 894

Polygonatum canaliculatum - WEIßWURZ GEKEHLT -

549 851 318 649 718

Imperata arundinacea - ROHRIMPERATA -

498 064 371 294 491

Gymnogongrus pinnulata - HYMNOGONGRUS -

319 689 719 648 491

Aquilaria agallocha - TINTENFISCH-ALOE -

549 712 814 918 517

Drumoglossum carnosum - SCHNECKENGRAS -

548 497 497 891 948

Artemisia stelleriana vesiculosa - BEIFUß BLASENARTIG -

316 847 219 548 314

Amber - BERNSTEIN -

498 671 894 672 728

•Catalpa bungei (C. kaempferi) - TROMPETENBAUM -

594 317 894 564 178

Amomum xanthoides - KARDAMON GELB -

519 248 714 217 491

Avena fatua - HAFER - 549 641 318 374 891

Artemisia apiacea - BEIFUß BIRNENFÖRMIG -
514 317 218 491 516

Bletia hyacinthina - ORCHIDEE AMETHYST -
478 416 318 498 714

Arisaema japonicum - ARONSTAB ZACKIG -
491 216 217 319 218

Iris ensata - IRIS SCHWERTFÖRMIG - 498 619 718 894 741

Polygonatum canaliculatum - WEIßWURZ GEKEHLT -
549 851 318 649 718

Raphanus sativus - RADISCHEN - 478 691 741 895 498

•Cecrodendron fortunatum - CEKRODENDRON -
218 531 491 647 819

Astragalus hoangtchy – WIRBELKRAUT -
518 491 217 516 298

Balanophera - BALANOPHERA - 498 714 219 648 516

Arisaema japonicum - ARONSTAB ZACKIG -
491 216 217 319 218

Artemisia keiskiana - DACHBEIFUß - 819 491 518 549 617

Diphylleia sp. - FRAUENTRÄNE - 519 478 498 647 894

Mushrooms - PILZE - 519 698 794 851 481

Musa sapientum - BANANE - 319 498 648 719 714

Arisaema japonicum - ARONSTAB ZACKIG -
491 216 217 319 218

•Cedrela sinensis - ZEDRELE CHINESISCH -
184 916 394 178 191

Hovenia dulcis – HOVENIE - 549 497 894 649 718

Aster trinervius - SATER GEDREIT - 849 516 317 854 378

Lycium chinense - BOCKSDORN CHINESISCH -
548 647 841 678 841

Apium graveolens - SELLERIE - 514 812 318 417 819

Diospyros kaki - KAKIFRUCHT JAPANISCH -
219 497 854 319 647

Nyctanthes arbor tristis - NIKTANTES - 548 491 718 649 541

Inula chinensis - ALANT CHINESISCH -
519 649 849 718 491

Pyrus baccata - WILDBIRNE - 394 785 649 894 718

•Celosia argentea - HAHNENKAMM SILBERN -
891 416 317 548 194

Achryanthes bidentata - SOLOMOBLÜTE -
491 264 798 471 264

Acanthopanax ricinifolium - STACHELKRAFTWURZ ZANGENFÖRMIG - 498 713 214 461 847

Acanthopanax spinosum - STACHELKRAFTWURZ DORNIG - 234 718 206 514 281

Abrus precatorius - WASSERMELONE -
894 328 719 818 498

Amomum amarum - KARDAMON SCHWARZ -

519 674 898 191 518

Pycnostelma chinensis - PIKNOSTELMA CHINESISCH - 649 784 549 671 845

Inula chinensis - ALANT CHINESISCH -

519 649 849 718 491

Tamarix chinensis - TAMARISKE CHINESISCH -

478 649 564 874 841

•Celosia cristata - HAHNENKAMM - 218 491 794 564 191

Acer trifidum - AHORN DREIGETEILT -

594 718 316 748 549

Acorus sp. – MOORKALMUS - 249 718 497 148 216

Allium odorum - KNOLLENZWIEBEL -

514 217 298 491 481

Acanthopanax spinosum - STACHELKRAFTWURZ DORNIG - 234 718 206 514 281

Amomum amarum - KARDAMON SCHWARZ -

519 674 898 191 518

Acanthopanax ricinifolium - STACHELKRAFTWURZ ZANGENFÖRMIG - 498 713 214 461 847

•Celtis sp. - ZÜRGELBAUM - 418 479 594 316 481

Achillea sibirica - SCHAFGARBE SIBIRISCH -

948 571 394 467 894

Achryanthes bidentata - SOLOMOBLÜTE -

491 264 798 471 264

Agave chinensis - AGAVE CHINESISCH -

219 367 891 497 218

Areca catechu - BETELPALME - 314 813 219 479 816

Taraxacum officinalis – BUTTERBLUME -

317 498 647 891 514

Allium odorum - KNOLLENZWIEBEL -

514 217 298 491 481

•Cercis chinensis - KÜCHENBAUM - 491 318 549 671 894

Oecoeoclades falcata - OCEOKLADUS - 394 851 671 549 841

Pyrus baccata - WILDBIRNE - 394 785 649 894 718

Taraxacum officinalis - BUTTERBLUME -

317 498 647 891 514

Aster trinervius - SATER GEDREIT - 849 516 317 854 378

Mosla grosseserrata - MOSLA SÄGENZAHNARTIG GROß -

549 618 713 814 718

Argemone mexicana - MOHN STACHELIG -

918 514 319 417 218

Allium sativum - KNOBLAUCH - 214 893 518 617 881

•Chamaerops excelsa - ZWERGPALME -

418 471 319 694 518

Althaea rosea - EIBISCH ROSE - 514 671 891 497 184

Aceranthus sagittatus - ACERANTUS PFEILFÖRMIG -

494 871 394 857 498

Musci - MOOS - 519 498 497 491 498

Ipomoea batatas - TRICHTERWINDE BATATE -
514 489 718 618 714

Hibiscus mutabilis - KNÖTERICH MUTABEL -
489 641 789 124 781

Pyrola rotundifolia - BIRNKRAUT RUNDBLÄTTRIG -
319 649 748 751 849

Stillingia sebifera - ÖLBAUM - 475 694 381 479 851

•Chavica betel - BETEL - 318 471 219 648 517

Astragalus hoangtchy – WIRBELKRAUT -
518 491 217 516 298

Artemisia capillaris - BEIFUß HAARIG -
684 318 514 971 894

Mosla punctata - MOSLA PUNKTFÖRMIG -
381 689 497 841 841

Dioscorea - YAMSWURZEL - 319 497 894 617 849

Argemone mexicana - MOHN STACHELIG -
918 514 319 417 218

Alpinia globosum – GALANGITWURZEL -
219 491 718 491 219

Arisaema ringens - ARONSTAB GEÖFFNET -
318 491 598 647 895

•Chavica roxburghii - PAPRIKA LANGGESTIELT -
148 475 319 649 181

Bignonia grandiflora - BIGNONIYA - 814 917 219 498 516

Caesalpinia sp. C. minax - CESALPINIYA -
194 897 398 549 671

Aquilaria agallocha - TINTENFISCH-ALOE -
549 712 814 918 517

Begonia discolor (B. evansiana) - BEGONIE AUFGELÖST -
394 891 519 748 516

Artemisia keiskiana - DACHBEIFUß - 819 491 518 549 617

Allium odorum - KNOLLENZWIEBEL -
514 217 298 491 481

Achryanthes bidentata - SOLOMOBLÜTE -
491 264 798 471 264

•Chenopodium album - GÄNSEFUß - 416 489 518 748 541

Anemone cernua - ANEMONE - 513 471 216 891 549

Mirabilis jalapa - WUNDERBLUME - 498 471 649 718 148

Arisaema japonicum - ARONSTAB ZACKIG -
491 216 217 319 218

Symplocos prunifolia – BERGALUMEN -
534 648 497 898 648

Diervilla versicolor (weigela japonica) - WEIGELIEN JAPANISCH - 549 781 496 719 814

Achillea sibirica - SCHAFGARBE SIBIRISCH -

948   571   394   467   894

•Chimonanthus fragrans - CHIMONANTUS -
198   541   294   316   518

Nandina domestica - ZIMMERNANDINA -
318   497   314   851   617

Euphorbia   Helioscopia   (lunulata)   -   WOLFSMILCH HALBMONDFÖRMIG - 319   491   714   894   854

Psoralea corylifolia - PSORALEYA - 548   691   781   498   417

Allium sativum - KNOBLAUCH - 214   893   518   617   881

Amomum amarum - KARDAMON SCHWARZ -
519   674   898   191   518

Asarum forbesi – HASELWURZ - 894   316   719   518   516

Algae - SEEALGEN - 498   641   718   491   845

•Chloranthus serratus - CHLORANTUS -
184   416   489   798   147

Anemone cernua - ANEMONE - 513   471   216   891   549

Apium graveolens - SELLERIE - 514   812   318   417   819

Artemisia apiacea - BEIFUß BIRNENFÖRMIG -
514   317   218   491   516

Amomum amarum - KARDAMON SCHWARZ -
519   674   898   191   518

Arisaema japonicum - ARONSTAB ZACKIG -
491   216   217   319   218

Heteropogon contortus - DREHHETEROPOGON -
548 471 489 479 891

Asparagus lucidus - SPARGEL HELL - 317 498 518 491 219

Abrus precatorius - WASSERMELONE -
894 328 719 818 498

•Chrysanthemum coronarium - MARGERITE -
814 948 518 471 218

Luffa cylindrica - SCHWAMMKÜRBIS ZYLINDRISCH -
549 647 498 754 191

Hydropyrum latifolium - REISGRAS - 593 497 894 697 498

Bletia hyacinthina - ORCHIDEE AMETHYST -
478 416 318 498 714

Sorghum vulgare - KAFFERNKORN - 507 328 429 064 898

Viburnum dilatatum - SCHNEEBALLSTRAUCH BREITBLÄTTRIG - 394 897 398 641 741

Symplocos prunifolia - BERGALUMEN -
534 648 497 898 648

•Chrysanthemum sinense - CHRYSANTHEME CHINESISCH - 594 164 819 317 549

Imperata arundinacea – ROHRIMPERATA -
498 064 371 294 491

Populus alba - SILBERPAPPEL - 549 317 849 649 781

Ranunculus sp. - BUTTERBLUME - 594 319 848 719 016

Aconitum sp. - EISENHUT - 949 714 819 471 218

Artemisia apiacea - BEIFUß BIRNENFÖRMIG -
514 317 218 491 516

Areca catechu - BETELPALME - 314 813 219 479 816

Beta vulgaris - ZUCKERRÜBE WEIß - 498 516 471 894 219

•Cichorium sp. - WEGWARTE - 149 514 218 549 617

Diervilla versicolor (weigela japonica) - WEIGELIEN JAPANISCH - 549 781 496 719 814

Adenophora, codonopsic, platycodon, wahlenbergia - GLOCKENBLUME BLAU - 319 647 894 319 847

Betula alba - WEIßBIRKE - 318 498 516 718 514

•Cinchona - CHININBAUM - 514 891 218 496 149

Apium graveolens - SELLERIE - 514 812 318 417 819

Hydropyrum latifolium - REISGRAS - 593 497 894 697 498

Arctium lappa - KLETTE - 519 471 218 314 217

Amomum amarum - KARDAMON SCHWARZ -
519 674 898 191 518

Arisaema japonicum - ARONSTAB ZACKIG -
491 216 217 319 218

Begonia discolor (B. evansiana) - BEGONIE AUFGELÖST -
394 891 519 748 516

Amomum medium - KARDAMON MITTEL -
519 487 218 417 514

Abutilon indicum - SCHÖNMALVE INDISCH -
219 814 318 512 821

•Cinnamomum cassia - ZIMT (KASSIAZIMT) -
414 864 519 648 716

Althaea rosea - EIBISCH ROSE - 514 671 891 497 184

Areca catechu - BETELPALME - 314 813 219 479 816

Begonia discolor (B. evansiana) - BEGONIE AUFGELÖST -
394 891 519 748 516

Adenophora, codonopsic, platycodon, wahlenbergia -
GLOCKENBLUME BLAU - 319 647 894 319 847

Achryanthes bidentata - SOLOMOBLÜTE -
491 264 798 471 264

Actinidia sp. - AKTINIDIE - 218 491 318 647 849

Artemisia japonica - BEIFUß JAPANISCH -
491 317 518 471 819

Aglaia odorata - DUFTAGLAYA - 498 317 219 841 264

•Citrullus vulgaris - WASSERMELONE -
948 547 219 649 517

Apocynum venetum - HUNDEKOHL - 598 137 498 814 214

Artemisia stelleriana vesiculosa - BEIFUß BLASENARTIG -
316 847 219 548 314

Asarum forbesi - HASELWURZ - 894 316 719 518 516

Adenophora, codonopsic, platycodon, wahlenbergia -

GLOCKENBLUME BLAU - 319 647 894 319 847

Akebia quinata - AKEBIE - 348 514 471 189 894

Michelia champaca - MICHELIYA - 549 478 851 649 718

Rubus incisus - WALDBEERE - 318 317 284 495 641

•Citrus sp. - ZITRONE - 184 596 491 384 561

Arisaema ringens - ARONSTAB GEÖFFNET - 318 491 598 647 895

Blumea balsamifera - KAMPFERBLUMEYA - 319 471 284 598 641

Saggitaria sagittifolia - PFEILKRAUT - 648 497 854 648 714

Symplocos prunifolia – BERGALUMEN - 534 648 497 898 648

Spondias amara - PFLAUME STACHELIG - 539 647 895 854 817

Stachys aspera - STAXIS - 497 841 516 849 897

Vitis corniculata - WEINTRAUBEN GEHÖRNT - 549 648 749 698 741

Acanthopanax ricinifolium - STACHELKRAFTWURZ ZANGENFÖRMIG - 498 713 214 461 847

Acacia catechu - AKAZIE GEKETTET (PERLSCHNURARTIG) - 294 318 214 016 718

•Clausena wampi - CLAUSENA - 481 219 648 549 171

Aglaia odorata - DUFTAGLAYA - 498 317 219 841 264

Amomum medium - KARDAMON MITTEL -
519 487 218 417 514

Begonia discolor (B. evansiana) - BEGONIE AUFGELÖST -
394 891 519 748 516

Areca catechu - BETELPALME - 314 813 219 479 816

Adenophora, codonopsic, platycodon, wahlenbergia - GLOCKENBLUME BLAU - 319 647 894 319 847

Artemisia apiacea - BEIFUß BIRNENFÖRMIG -
514 317 218 491 516

Amber - BERNSTEIN - 498 671 894 672 728

Cocculus - COLOMBO - 519 471 894 712 641

Psoralea corylifolia - PSORALEYA - 548 691 781 498 417

Asarum forbesi - HASELWURZ - 894 316 719 518 516

Actinidia sp. - AKTINIDIE - 218 491 318 647 849

Aleurites triloba - KERZE - 914 317 849 671 219

•Clematis graveolens - DUFTWALDREBE -
318 491 219 648 541

Adenophora, codonopsic, platycodon, wahlenbergia - GLOCKENBLUME BLAU - 319 647 894 319 847

Gymnogongrus pinnulata - HYMNOGONGRUS -
319 689 719 648 491

Luffa cylindrica - SCHWAMMKÜRBIS ZYLINDRISCH -
549 647 498 754 191

Scaphium scaphigerum - SCHIFFCHEN -

394 498 678 841 541

Hordeum vulgare - GERSTE - 549 478 214 497 891

Arisaema japonicum - ARONSTAB ZACKIG -

491 216 217 319 218

•Clematis minor - WALDREBE KLEIN - 316 518 349 361 498

Artemisia keiskiana - DACHBEIFUß - 819 491 518 549 617

Aster trinervius - SATER GEDREIT - 849 516 317 854 378

Abrus precatorius - WASSERMELONE -

894 328 719 818 498

Adenophora, codonopsic, platycodon, wahlenbergia – GLOCKENBLUME BLAU - 319 647 894 319 847

Acanthopanax ricinifolium - STACHELKRAFTWURZ ZANGENFÖRMIG - 498 713 214 461 847

Achryanthes bidentata - SOLOMOBLÜTE -

491 264 798 471 264

Achillea sibirica - SCHAFGARBE SIBIRISCH -

948 571 394 467 894

•C. paniculata - WALDREBE BESENARTIG -

319 481 589 674 218

Acacia catechu - AKAZIE GEKETTET (PERLSCHNURARTIG) - 294 318 214 016 718

Acer trifidum - AHORN DREIGETEILT -

594 718 316 748 549

Abrus precatorius - WASSERMELONE -

894 328 719 818 498

Achryanthes bidentata - SOLOMOBLÜTE -

491 264 798 471 264

Begonia discolor (B. evansiana) - BEGONIE AUFGELÖST -

394 891 519 748 516

Arisaema japonicum - ARONSTAB ZACKIG -

491 216 217 319 218

Artemisia apiacea - BEIFUß BIRNENFÖRMIG -

514 317 218 491 516

•Cnicus japonicus - BITTERDISTEL JAPANISCH -

218 471 849 216 218

Aegle sepiaria - LIMETTE STACHELIG (SCHLANGENEGL)
- 218 614 317 812 491

Allium odorum - KNOLLENZWIEBEL -

514 217 298 491 481

Phellodendron amurense - AMURPHELLODENDRON -

549 481 317 649 841

Amomum amarum - KARDAMON SCHWARZ -

519 674 898 191 518

Argemone mexicana - MOHN STACHELIG -

918 514 319 417 218

Amomum medium - KARDAMON MITTEL -

519 487 218 417 514

Aquilaria agallocha - TINTENFISCH-ALOE -

549 712 814 918 517

•Cnicus nipponicus - BITTERDISTEL NIPPON -
591 498 714 618 819

Arisaema japonicum - ARONSTAB ZACKIG -
491 216 217 319 218

Arisaema ringens - ARONSTAB GEÖFFNET -
318 491 598 647 895

Tamarix chinensis - TAMARISKE CHINESISCH -
478 649 564 874 841

Mandragora - MANDRAGORE - 389 649 718 671 218

Nephelium litchi - NEPHELIUM LITSCHI —
319 493 489 748 841

Arctium lappa – KLETTE - 519 471 218 314 217

Agave chinensis - AGAVE CHINESISCH -
219 367 891 497 218

•Cnicus spicatus - WALDREBE ÄHRENREICH -
514 491 898 417 214

Lilium brownii, L. tigrinum - LILIE - 549 478 318 649 714

Symplocos prunifolia – BERGALUMEN -
534 648 497 898 648

Stellaria aquatica - STERNKRAUT - 395 698 754 647 891

Punica granatum - GRANATBAUM - 193 648 714 845 648

Aster trinervius - ASTER GEDREIT - 849 516 317 854 378

Inula chinensis - ALANT CHINESISCH -

519 649 849 718 491

Abutilon indicum - SCHÖNMALVE INDISCH -

219 814 318 512 821

Acanthopanax ricinifolium - STACHELKRAFTWURZ ZANGENFÖRMIG - 498 713 214 461 847

Blumea balsamifera - KAMPFERBLUMEYA -

319 471 284 598 641

Aconitum sp. - EISENHUT - 949 714 819 471 218

Hydropyrum latifolium - REISGRAS - 593 497 894 697 498

•Selinum monnieri - SILGE - 548 641 719 612 417

Acanthopanax ricinifolium - STACHELKRAFTWURZ ZANGENFÖRMIG - 498 713 214 461 847

Achryanthes bidentata - SOLOMOBLÜTE -

491 264 798 471 264

Acanthopanax spinosum - STACHELKRAFTWURZ DORNIG - 234 718 206 514 281

Abrus precatorius - WASSERMELONE -

894 328 719 818 498

Allium odorum - KNOLLENZWIEBEL -

514 217 298 491 481

Pycnostelma chinensis - PIKNOSTELMA CHINESISCH -

649 784 549 671 845

Polygonatum officinale - WEIßWURZ MEDIZINISCH -

598 497 319 697 841

Adenophora, codonopsic, platycodon, wahlenbergia - GLOCKENBLUME BLAU - 319 647 894 319 847

•Cocculus - COLOMBO - 519 471 894 712 641

Nardostachys jatamansi - NARDOSTAXIS -
319 498 671 497 841

Raphanus sativus - RADISCHEN - 478 691 741 895 498

Atropa sp. - WOLFSWUT - 394 548 391 749 819

Amomum amarum - KARDAMON SCHWARZ -
519 674 898 191 518

Asarum forbesi - HASELWURZ - 894 316 719 518 516

•Cocos nucifera - KOKOS - 217 491 849 161 914

Asparagus lucidus - SPARGEL HELL - 317 498 518 491 219

Allium odorum - KNOLLENZWIEBEL -
514 217 298 491 481

Rheum officinale - RHABARBER MEDIZINISCH —
519 649 715 648 718

•Coix lacrima - BUßKETTE-GLASPERLE -
198 714 217 842 614

Allium sativum - KNOBLAUCH - 214 893 518 617 881

Luffa cylindrica - SCHWAMMKÜRBIS ZYLINDRISCH -
549 647 498 754 191

Areca catechu - BETELPALME - 314 813 219 479 816

Adenophora, codonopsic, platycodon, wahlenbergia - GLOCKENBLUME BLAU - 319 647 894 319 847

Chenopodium album - GÄNSEFUß - 416 489 518 748 541

Achillea sibirica - SCHAFGARBE SIBIRISCH -
948 571 394 467 894

Chimonanthus fragrans - CHIMONANTUS -
198 541 294 316 518

Achryanthes bidentata - SOLOMOBLÜTE -
491 264 798 471 264

•Colocasia sp. - KOLOKASIE - 591 648 714 818 917

Amomum medium - KARDAMON MITTEL -
519 487 218 417 514

Amomum melegueta - KARDAMON „PARADIESKÖRNER"
- 498 714 891 498 171

Aglaia odorata - DUFTAGLAYA - 498 317 219 841 264

Aceranthus sagittatus - ACERANTUS PFEILFÖRMIG -
494 871 394 857 498

Allium odorum - KNOLLENZWIEBEL -
514 217 298 491 481

Asparagus lucidus - SPARGEL HELL - 317 498 518 491 219

Amber - BERNSTEIN - 498 671 894 672 728

Arisaema japonicum - ARONSTAB ZACKIG -
491 216 217 319 218

•Commelyna polygama - TRADESKANCIA MEHRHÄUSLICH
-519 618 491 819 817

Anemone cernua - AANEMONA - 513 471 216 891 549

Aquilaria agallocha - TINTENFISCH-ALOE -
549 712 814 918 517

Amomum medium - KARDAMON MITTEL -
519 487 218 417 514

Aster trinervius - ASTER GEDREIT - 849 516 317 854 378

Iris ensata - IRIS SCHWERTFÖRMIG - 498 619 718 894 741

Viburnum dilatatum - SCHNEEBALLSTRAUCH BREITBLÄTTRIG - 394 897 398 641 741

Arisaema japonicum - ARONSTAB ZACKIG -
491 216 217 319 218

Sorghum vulgare – KAFFERNKORN - 507 328 429 064 898

Abrus precatorius - WASSERMELONE -
894 328 719 818 498

•Conioselinum univittatum - SCHIERLING -
491 478 849 618 918

Allium sativum - KNOBLAUCH - 214 893 518 617 881

Chavica betel - BETEL - 318 471 219 648 517

Areca catechu BETELPALME - 314 813 219 479 816

Argemone mexicana - MOHN STACHELIG -
918 514 319 417 218

Artemisia apiacea - BEIFUß BIRNENFÖRMIG -

514 317 218 491 516

Diphylleia sp. - FRAUENTRÄNE - 519 478 498 647 894

Ligustrum lucidum - HARTRIEGEL - 564 718 498 678 841

•Conocephalus conica - CONOZEPHALUS CONICA - 181 417 214 417 814

Coptis teeta - KOPTIS - 219 471 421 681 719

Apium graveolens - SELLERIE - 514 812 318 417 819

Artemisia stelleriana vesiculosa - BEIFUß BLASENARTIG - 316 847 219 548 314

Nepeta glechoma - KATZENMINZE - 514 478 671 498 841

Allium odorum - KNOLLENZWIEBEL - 514 217 298 491 481

Juglans regia - WALNUSS - 219 497 498 849 641

Balanophera - BALANOPHERA - 498 714 219 648 516

Bombax malabaricum - BOMBAX - 319 348 549 671 489

Diervilla versicolor (weigela japonica) - WEIGELIEN JAPANISCH - 549 781 496 719 814

•Conocephalus konyak - CONOZEPHALUS KONJAK - 514 318 471 849 814

Incarvillea sinensis - INKARVILLEYA CHINESISCH - 519 497 894 648 741

Dioscorea - YAMSWURZEL - 319 497 894 617 849

Raphanus sativus - RADISCHEN - 478 691 741 895 498

Oecoeoclades falcata - OCEOKLADUS - 394 851 671 549 841

Zizyphus vulgaris - CHINESISCHE JUJUBE ECHT -
316 718 319 649 748

Illicum anisatum - STERNANIS - 498 471 519 697 894

•Convolvulus - WINDE - 491 847 319 849 614

Limnanthemum peltatum - SEEKANNE SCHILDFÖRMIG -
549 691 712 491 841

Argemone mexicana - MOHN STACHELIG -
918 514 319 417 218

Chimonanthus fragrans - CHIMONANTUS -
198 541 294 316 518

Artemisia stelleriana vesiculosa - BEIFUß BLASENARTIG -
316 847 219 548 314

Anemone cernua - ANEMONA - 513 471 216 891 549

Anemarhena asphodeloides - ANEMARENA -
549 318 314 571 918

•Coptis teeta - KOPTIS - 219 471 421 681 719

Angelica anomala - ENGELWURZ UNTYPISCH -
549 481 217 519 491

Raphanus sativus - RADISCHEN - 478 691 741 895 498

Lycium chinense - BOCKSDORN CHINESISCH -
548 647 841 678 841

Begonia discolor (B. evansiana) - BEGONIE AUFGELÖST -

394 891 519 748 516

Bletia hyacinthina - ORCHIDEE AMETHYST -
478 416 318 498 714

Amomum amarum - KARDAMON SCHWARZ -
519 674 898 191 518

•Corchorus pyriformis (capsularis) - JUTE -
593 491 894 719 498

Aquilaria agallocha - TINTENFISCH-ALOE -
549 712 814 918 517

Mandragora - MANDRAGORE - 389 649 718 671 218

Rubus incisus - WALDBEERE - 318 317 284 495 641

Vitex cannabifolia - MÖNCHSPFEFFER -
749 648 731 894 741

Prunus armeniaca - APRIKOSE - 498 894 713 518 817

Apium graveolens - SELLERIE - 514 812 318 417 819

•Cordyceps sinensis - CORDIZEPS - 549 671 849 871 941

Imperata arundinacea – ROHRIMPERATA -
498 064 371 294 491

Hibiscus esculentus, H. manihot – COMBOFRUCHT -
549 478 479 314 841

Scaphium scaphigerum - SCHIFFCHEN -
394 498 678 841 541

Amomum amarum - KARDAMON SCHWARZ -

519 674 898 191 518

Althaea rosea - EIBISCH ROSE - 514 671 891 497 184

Nardostachys jatamansi – NARDOSTAXIS -
319 498 671 497 841

•Coriandrum sativum - SAATKORIANDER -
491 478 641 718 419

Osmunda regalis - KÖNIGSFARN - 314 489 617 814 818

Pyrus baccata - WILDBIRNE - 394 785 649 894 718

Symplocos prunifolia - BERGALUMEN -
534 648 497 898 648

Digitalis sp. - FINGERHUT - 891 498 719 647 891

Nepeta glechoma - KATZENMINZE - 514 478 671 498 841

Aristolochia contorta (A. koempferi, A. recurvilabra) - OSTERLUZEI - 849 317 548 491 641

Mucuna capitata – BRENNHÜLSEN - 318 649 793 491 811

•Cornus machrophylla - HORNSTRAUCH -
514 891 497 481 471

Prunus armeniaca - APRIKOSE - 498 894 713 518 817

Argemone mexicana - MOHN STACHELIG -
918 514 319 417 218

Maesa doraena - MESA - 318 491 649 718 841

Polygala sibirica - KREUZBLUME SIBIRISCH -
398 691 795 541 841

Hamamelis japonica - ZAUBERNUSS JAPANISCH -
319 497 894 671 891

Hypoxis aurea - ALETRIS - 549 891 649 894 718

Gymnogongrus pinnulata - HYMNOGONGRUS -
319 689 719 648 491

•Cornus officinalis - HORNSTRAUCH MEDIZINISCH -
491 848 417 419 461

Myristica moschata - MUSKATNUSS - 314 818 617 849 841

Geranium nepalense - GERANIE - 548 491 781 648 741

Populus tremula - PAPPEL ZITTERND -
549 471 898 671 319

Lycium chinense - BOCKSDORN CHINESISCH -
548 647 841 678 841

Achillea sibirica - SCHAFGARBE SIBIRISCH -
948 571 394 467 894

Acanthopanax spinosum - STACHELKRAFTWURZ DORNIG
- 234 718 206 514 281

Allium scordoprasum - SCHNITTLAUCH -
491 817 894 617 891

Artemisia apiacea - BEIFUß BIRNENFÖRMIG -
514 317 218 491 516

Astragalus hoangtchy - WIRBELKRAUT -
518 491 217 516 298

•Corydalis ambigua – HOHLWURZ FAUL –
394 712 498 671 948

Amomum amarum - KARDAMON SCHWARZ -
519 674 898 191 518

Nandina domestica - ZIMMERNANDINA -
318 497 314 851 617

Hydropyrum latifolium - REISGRAS - 593 497 894 697 498

Arisaema japonicum - ARONSTAB ZACKIG -
491 216 217 319 218

Andropogon schoenanthus - BARTGRAS -
514 271 891 249 516

Amaranthus sp. - AMARANT - 498 712 894 164 719

Akebia quinata - AKEBIE - 348 514 471 189 894

•Corydalis incisa - HOHLWURZ GESCHNITTEN -
491 898 714 618 719

Myristica moschata - MUSKATNUSS - 314 818 617 849 841

Balanophera - BALANOPHERA - 498 714 219 648 516

Amaranthus sp. - AMARANT - 498 712 894 164 719

Acorus sp. – MOORKALMUS - 249 718 497 148 216

Houttuynia cordata - GAUTEYNIYA HERZFÖRMIG -
549 475 894 674 891

Osmunda regalis - KÖNIGSFARN - 314 489 617 814 818

Viburnum dilatatum - SCHNEEBALLSTRAUCH BREITBLÄTTRIG - 394 897 398 641 741

•Corylus sp. - LAMBERTSNUSS - 318 641 891 128 919

Pachyma cocos - TANNENPILZ - 514 489 671 489 471

Humulus japonicus - HOPFEN JAOANISCH -
481 496 475 894 818

Sorghum vulgare – KAFFERNKORN - 507 328 429 064 898

Allium ascalonicum - SCHALOTTE - 498 371 491 864 217

Alliaria wasahi - KNOBLAUCHKRÖTE -
318 419 854 671 814

Sophora japonica - SOPHORE JAPANISCH -
397 648 545 817 491

Agave chinensis - AGAVE CHINESISCH -
219 367 891 497 218

•Crataegus sp. - WEIßDORN - 219 648 317 849 217

Arisaema ringens - ARONSTAB GEÖFFNET -
318 491 598 647 895

Amomum amarum - KARDAMON SCHWARZ -
519 674 898 191 518

Houttuynia cordata - GAUTEYNIYA HERZFÖRMIG -
549 475 894 674 891

Balanophera - BALANIPHERA - 498 714 219 648 516

Amaranthus sp. - AMARANT - 498 712 894 164 719

Begonia discolor (B. evansiana) - BEGONIE AUFGELÖST -
394 891 519 748 516

Aquilaria agallocha - TINTENFISCH-ALOE -

549 712 814 918 517

Akebia quinata - AKEBIE - 348 514 471 189 894

•Crinum sinensis - HAKENLILIE - 519 891 498 317 581

Luffa cylindrica - SCHWAMMKÜRBIS ZYLINDRISCH -
549 647 498 754 191

Serissa foetida - SERISA STINKIG - 369 718 384 361 849

Hovenia dulcis - HOVENIE - 549 497 894 649 718

Hydropyrum latifolium - REISGRAS - 593 497 894 697 498

Arctium lappa - KLETTE - 519 471 218 314 217

Amaranthus sp. - AMARANT - 498 712 894 164 719

Blumea balsamifera - KAMOFERBLUMEYA -
319 471 284 598 641

•Crocus sativus - SAATKROKUS - 491 811 497 847 916

Amomum amarum - KARDAMON SCHWARZ -
519 674 898 191 518

Hibiscus rosasinensis - COMBOFRUCHT „CHINESISCHE ROSE" - 319 481 489 317 481

Sophora angustifolia - SOPHORE SCHMALBLÄTTRIG -
589 016 378 492 789

Arisaema japonicum - ARONSTAB ZACKIG -
491 216 217 319 218

Hovenia dulcis - HOVENIE - 549 497 894 649 718

Amaranthus sp. - AMARANT - 498 712 894 164 719

Soja hispidia (glycine hispidia) - SOJA BORSTIG -
531 895 649 897 314

•Croton tiglium - KREBSBLUME - 514 916 817 898 418
Artemisia capillaris - BEIFUß HAARIG -
684 318 514 971 894
Narcissus tazetta - NARZISSE MEHRBLÜTIG -
518 481 485 671 841
Garcinia morella - HARCINIYA - 481 478 894 847 898
Incarvillea sinensis - INKARVILLEYA CHINESISCH -
519 497 894 648 741
Dictamnus albus - DIPTAM - 549 891 497 931 891
Artemisia stelleriana vesiculosa - BEIFUß BLASENARTIG -
316 847 219 548 314
Gleditschia chinensis - HONIGERBSE CHINESISCH -
519 498 719 819 818

•Cryptotaenia canadensis - KRYPTOTHENIYA KANADISCH
- 364 891 789 948 841
Althaea rosea - EIBISCH ROSE - 514 671 891 497 184
Sorghum vulgare – KAFFERNKORN - 507 328 429 064 898
Astragalus hoangtchy – WIRBELKRAUT -
518 491 217 516 298
Apium graveolens - SELLERIE - 514 812 318 417 819
Artemisia apiacea - BEIFUß BIRNENFÖRMIG -

514 317 218 491 516

Alocasia machroriza - ALOKASIYA - 498 719 649 712 894

•Cryptomeria sp. - KRYPTOTHENIYA -
519 648 719 849 718

Amomum amarum - KARDAMON SCHWARZ -
519 674 898 191 518

Atropa sp. - WOLFSWUT - 394 548 391 749 819

Arisaema japonicum - ARONSTAB ZACKIG -
491 216 217 319 218

Arisaema ringens - ARONSTAB GEÖFFNET -
318 491 598 647 895

Asparagus lucidus - SPARGEL HELL - 317 498 518 491 219

Althaea rosea - EIBISCH ROSE - 514 671 891 497 184

Argemone mexicana - MOHN STAHELIG -
918 514 319 417 218

Astragalus hoangtchy – WIRBELKRAUT -
518 491 217 516 298

Balanophera - BALANOPHERA - 498 714 219 648 516

•Cucumis melo - KANTALUPMELONE -
548 641 418 971 941

Angelica anomala - ENGELWURZ UNTYPISCH -
549 481 217 519 491

Apium graveolens - SELLERIE - 514 812 318 417 819

Begonia discolor (B. evansiana) — BEGONIE AUFGELÖST -
394 891 519 748 516

Amomum xanthoides - KARDAMON GELB -
519 248 714 217 491

Artemisia stelleriana vesiculosa - BEIFUß BLASENARTIG -
316 847 219 548 314

Incarvillea sinensis - INKARVILLEYA CHINESISCH -
519 497 894 648 741

Arisaema japonicum - ARONSTAB ZACKIG -
491 216 217 319 218

Cinnamomum cassia - KASSIAZIMT - 414 864 519 648 716

•Cucumis sativus - GURKE - 619 714 849 478 319

Allium sativum - KNOBLAUCH - 214 893 518 617 881

Angelica anomala - ENGELWURZ UNTYPISCH -
549 481 217 519 491

Areca catechu - BETELPALME — 314 813 219 479 816

Garcinia morella - HARCINIYA - 481 478 894 847 898

Artemisia stelleriana vesiculosa - BEIFUß BLASENARTIG -
316 847 219 548 314

Amomum amarum - KARDAMON SCHWARZ -
519 674 898 191 518

Apium graveolens - SELLERIE - 514 812 318 417 819

•Cucurbita moschata (C. pepo) - WWINTERZUCCHINI

ENGHALZIG - 519 498 718 612 714

Luffa cylindrica - SCHWAMMKÜRBIS ZYLINDRISCH -
549 647 498 754 191

Avena fatua - HAFER - 549 641 318 374 891

Blumea balsamifera - KAMPFERBLUMEYA -
319 471 284 598 641

Anemarhena asphodeloides - ANEMARENA -
549 318 314 571 918

Algae - SEEALGEN - 498 641 718 491 845

Apium graveolens - SELLERIE - 514 812 318 417 819

Artemisia apiacea - BEIFUß BIRNENFÖRMIG -
514 317 218 491 516

•Cudrania triloba - CUDRANIYA DREILAPPIG -
594 719 894 491 894

Amomum melegueta - KARDAMON „PARADIESKÖRNER"
- 498 714 891 498 171

Sophora angustifolia - SOPHORE SCHMALBLÄTTRIG -
589 016 378 492 789

Strychnos nuxvomica - STRYCHNINBEERE -
547 648 894 751 491

Viola silvestris - WALDVEILCHEN - 648 749 319 891 491

Symplocos prunifolia - BERGALUMEN -
534 648 497 898 648

Achillea sibirica - SCHAFGARBE SIBIRISCH -

948 571 394 467 894

Achryanthes bidentata - SOLOMOBLÜTE -

491 264 798 471 264

Cuscuta sp. - HEXENZWIRN - 498 718 941 647 841

•Cunninghamia sinensis - KANNINGAMIYA CHINESISCH -

598 649 719 849 901

Amomum amarum - KARDAMON SCHWARZ -

519 674 898 191 518

Raphanus sativus - RADISCHEN - 478 691 741 895 498

Viburnum opulus - SCHNEEBALLSTRAUCH ECHT -

341 848 713 851 641

Blumea balsamifera - KAMPFERBLUMEYA -

319 471 284 598 641

Alpinia globosum – GALANGITWURZEL -

219 491 718 491 219

Aspidium falcatum - HOLZFARN - 364 517 218 474 519

Begonia discolor (B. evansiana) - BEGONIE AUFGELÖST -

394 891 519 748 516

Agave chinensis - AGAVE CHINESISCH -

219 367 891 497 218

•Taxodium heterophyllum - ZUMPFZEDER -

549 714 849 981 841

Amomum amarum - KARDAMON SCHWARZ -

519 674 898 191 518

Coriandrum sativum – SAATKORIANDER –

491 478 641 718 419

Hydropyrum latifolium - REISGRAS - 593 497 894 697 498

Arisaema japonicum - ARONSTAB ZACKIG -

491 216 217 319 218

Artemisia apiacea - BEIFUß BIRNENFÖRMIG -

514 317 218 491 516

Lilium brownii, L. tigrinum - LILIE - 549 478 318 649 714

Balanophera - BALANOPHERA - 498 714 219 648 516

Anemone cernua - ANEMONA - 513 471 216 891 549

Apium graveolens - SELLERIE - 514 812 318 417 819

•Cupressus - ZYPRESSE - 948 714 818 918 947

Andropogon schoenanthus - BARTGRAS -

514 271 891 249 516

Digitalis sp. - FINGERHUT - 891 498 719 647 891

Hydropyrum latifolium - REISGRAS - 593 497 894 697 498

Soja hispidia (glycine hispidia) - SOJA BORSTIG -

531 895 649 897 314

Amomum amarum - KARDAMON SCHWARZ -

519 674 898 191 518

Algae - SEEALGEN - 498 641 718 491 845

Astragalus hoangtchy – WIRBELKRAUT -

518 491 217 516 298

Balanophera - BALANOPHERA - 498 714 219 648 516

•Curcuma longa - CURCUMA - 849 719 849 914 018

Adenophora, codonopsic, platycodon, wahlenbergia – GLOCKENBLUME BLAU - 647 894 319 847

Hydropyrum latifolium - REISGRAS - 593 497 894 697 498

Pyrola rotundifolia - BIRNKRAUT RUNDBLÄTTRIG -
319 649 748 751 849

Lycoris radiata - AMARYLLIS - 549 498 548 641 741

Mosla punctata - MOSLA PUNKTARTIG -
381 689 497 841 841

Narcissus tazetta - NARZISSE MEHRBLÜTIG -
518 481 485 671 841

Achryanthes bidentata - SOLOMOBLÜTE -
491 264 798 471 264

•Cuscuta sp. - HEXENZWIRN - 498 718 941 647 841

Artemisia stelleriana vesiculosa - BEIFUß BLASENFÖRMIG
- 316 847 219 548 314

Solidago virgo-aurea - GOLDENRUTE - 318 497 594 671 891

Blumea balsamifera - KAMPFERBLUMEYA -
319 471 284 598 641

Arisaema japonicum - ARONSTAB ZACKIG -
491 216 217 319 218

Hibiscus rosasinensis - COMBOFRUCHT „CHINESISCHE

ROSE" - 319 481 489 317 481

Oecoeoclades falcata - OCEOKLADUS - 394 851 671 549 841

•Cycas revoluta - SAGOBAUM - 948 819 497 847 898

Imperata arundinacea – ROHRIMPERATA -
498 064 371 294 491

Polygonum flaccidum - KNÖTERICH HÄNGEND -
549 491 718 641 841

Sorghum vulgare – KAFFERNKORN - 507 328 429 064 898

Indigofera sp. - INDIGO - 549 478 714 648 841

Stillingia sebifera - ÖLBAUM - 475 694 381 479 851

Dioscorea - YAMSWURZEL - 319 497 894 617 849

Sedum erythrostictum - MAUERPFEFFER ROT -
374 893 498 671 841

•Cyclamen sp. - ALPENVEILCHEN - 894 497 834 851 898

Mucuna capitata – BRENNHÜLSEN - 318 649 793 491 811

Plantago major - WEGERICH GROß - 548 317 949 897 319

Soja hispidia (glycine hispidia) - SOJA BORSTIG -
531 895 649 897 314

Spondias dulcis - APFEL OTACHEIT - 475 847 398 671 219

Ginkgo biloba - GINKGO - 519 498 714 789 498

Acorus sp. – MOORKALMUS - 249 718 497 148 216

•Cyperus sp. - ZUPERUS - 214 498 719 491 819

Begonia discolor (B. evansiana) - BEGONIE AUFGELÖST -
394 891 519 748 516

Coix lacrima - BUßKETTE-GLASPERLE -
198 714 217 842 614

Amaranthus sp. - AMARANT - 498 712 894 164 719

•Cytisus scoparius - BOHNENSTRAUCH -
519 314 819 617 210

Blumea balsamifera - KAMPFERBLUMEYA -
319 471 284 598 641

Populus tremula - PAPPEL ZITTERND -
549 471 898 671 319

Sophora angustifolia - SOPHORE SCHMALBLÄTTRIG -
589 016 378 492 789

Mirabilis jalapa - WUNDERBLUME - 498 471 649 718 148

Scaphium scaphigerum - SCHIFFCHEN -
394 498 678 841 541

Amomum amarum - KARDAMON SCHWARZ -
519 674 898 191 518

•Dalbergia hupeana - DALBERGIYA - 589 614 312 089 491

Nelumbium speciosum - LOTOS INDISCH -
518 496 714 789 548

Gymnogongrus pinnulata - HYMNOGONGRUS -
319 689 719 648 491

Scaphium scaphigerum - SCHIFFCHEN -
394 498 678 841 541

Jatropha janipha – BRECHNUSS - 549 497 894 649 748

Nandina domestica - ZIMMERNANDINA -
318 497 314 851 617

Aglaia odorata - DUFTAGLAYA - 498 317 219 841 264

•Damnacanthus indicus - DAMNAKANTUS INDISCH -
219 214 819 061 518

Amomum medium - KARDAMON MITTEL -
519 487 218 417 514

Anemone cernua - ANEMONE - 513 471 216 891 549

Scopolia japonica - SKOPOLIE JAPANISCH -
549 851 318 671 841

Nyctanthes arbor tristis - NIKTANTES - 548 491 718 649 541

Ipomoea batatas - TRICHTERWINDE BATATE -
514 489 718 618 714

•Daphne genkwa – WILDER PFEFFERSTRAUCH –
591 498 714 461 819

Arisaema ringens - ARONSTAB GEÖFFNET -
318 491 598 647 895

Hydropyrum latifolium - REISGRAS - 593 497 894 697 498

Ruta graveolens - EDELRAUTE - 497 895 378 649 498

Allium sativum - KNOBLAUCH - 214 893 518 617 881

Aglaia odorata - DUFTAGLAYA - 498 317 219 841 264

•Daphnidium myrra - DAPHNIDIUM MYRRHENTRAGEND - 591 497 218 471 891

Acanthopanax spinosum - STACHELKRAFTWURZ DORNIG - 234 718 206 514 281

Agave chinensis - AGAVE CHINESISCH -
219 367 891 497 218

Adenophora, codonopsic, platycodon, wahlenbergia - GLOCKENBLUME BLAU - 319 647 894 319 847

Lagenaria vulgaris - ZUCCHINI FLASCHENFÖRMIG -
319 648 749 849 314

Tussilago farfara - MÄRZBLUME - 349 648 739 841 541

Pyrola rotundifolia - BIRNKRAUT RUNDBLÄTTRIG -
319 649 748 751 849

Narcissus tazetta - NARZISSE MEHTBLÜTIG -
518 481 485 671 841

Aster trinervius - ASTER GEDREIT - 849 516 317 854 378

•Daucus carota - MÖHRE - 594 891 718 641 894

Osmunda regalis - KÖNIGSFARN - 314 489 617 814 818

Psoralea corylifolia - PSORALEXA - 548 691 781 498 417

Symplocos prunifolia – BERGALUMEN -
534 648 497 898 648

Amber - BERNSTEIN - 498 671 894 672 728

Bidens parviflora - ZWEIZACK KLEINBLÜTIG -
514 471 219 831 478

•Davallia tenuifolia - DAVALLIYA KLEINGESTIELT -
597 849 714 821 498

Amber - BERNSTEIN - 498 671 894 672 728

Apium graveolens - SELLERIE - 514 812 318 417 819

Artemisia apiacea - BEIFUß BIRNENFÖRMIG -
514 317 218 491 516

Acorus sp. – MOORKALMUS - 249 718 497 148 216

Aster trinervius - ASTER GEDREIT - 849 516 317 854 378

Arisaema japonicum - ARONSTAB ZACKIG -
491 216 217 319 218

Alocasia machroriza - ALOKASIYA - 498 719 649 712 894

Abrus precatorius - WASSERMELONE -
894 328 719 818 498

Adenophora, codonopsic, platycodon, wahlenbergia - GLOCKENBLUME BLAU - 319 647 894 319 847

Achillea sibirica - SCHAFGARBE SIBIRISCH -
948 571 394 467 894

Actaea spicata - CHISTOPHSKRAUT RAUHHAARIG -
519 481 318 471 218

•Dendrobium nobile - EDELBAUMWUCHERER -
519 649 718 891 217

Acanthopanax spinosum - STACHELKRAFTWURZ DORNIG - 234 718 206 514 281

Aceranthus sagittatus - ACERANTUS PFEILFÖRMIG - 494 871 394 857 498

Adenophora, codonopsic, platycodon, wahlenbergia - GLOCKENBLUME BLAU - 319 647 894 319 847

Allium sativum - KNOBLAUCH - 214 893 518 617 881

Asparagus lucidus - SPARGEL HELL - 317 498 518 491 219

Artemisia stelleriana vesiculosa - BEIFUß BLASENARTIG - 316 847 219 548 314

Raphanus sativus - RADISCHEN - 478 691 741 895 498

Mandragora - MANDRAGORE - 389 649 718 671 218

Biota orientalis - THUYA - 549 716 318 491 748

•Deutzia sieboldiana - DEUTZIE SEIBOLD - 498 721 471 891 248

Amber - BERNSTEIN - 498 671 894 672 728

Adenophora, codonopsic, platycodon, wahlenbergia - GLOCKENBLUME BLAU - 319 647 894 319 847

Artemisia apiacea - BEIFUß BIRNENFÖRMIG - 514 317 218 491 516

Arisaema japonicum - ARONSTAB ZACKIG - 491 216 217 319 218

Aster trinervius - ASTER GEDREIT - 849 516 317 854 378

Ipomoea batatas - TRICHTERWINDE BATATE -

514 489 718 618 714

Iris ensata - IRIS SCHWERTFÖRMIG - 498 619 718 894 741

Prunus mume - BACKPFLAUME - 518 617 314 851 489

Strychnos nuxvomica - STRYCHNINBEERE -
547 648 894 751 491

Aglaia odorata - DUFTAGLAYA - 498 317 219 841 264

Argemone mexicana - MOHN STACHELIG -
918 514 319 417 218

Acanthopanax spinosum - STACHELKRAFTWURZ DORNIG
- 234 718 206 514 281

•Dianthus chinensis, D. superbus - NELKE CHINESISCH -
594 471 894 218 641

Achillea sibirica - SCHAFGARBE SIBIRISCH -
948 571 394 467 894

Chenopodium album - GÄNSEFUß - 416 489 518 748 541

Nardostachys jatamansi - NARDOSTAXIS -
319 498 671 497 841

Incarvillea sinensis - INKARVILLIYA CHINESISCH -
519 497 894 648 741

Argemone mexicana - MOHN STACHELIG -
918 514 319 417 218

•Dictamnus albus - DIPTAM - 549 891 497 931 891

Agave chinensis - AGAVE CHINESISCH -

219 367 891 497 218

Coix lacrima - BUßKETTE-GLASPERLE -
198 714 217 842 614

Pyrola rotundifolia - BIRNKRAUT RUNDBLÄTTRIG -
319 649 748 751 849

Oecoeoclades falcata - OCEOKLADUS - 394 851 671 549 841

Polygonatum officinale - WEIßWURZ MEDIZINISCH -
598 497 319 697 841

•Diervilla versicolor (weigela japonica) - WEIGELIEN JAPANISCH - 549 781 496 719 814

Nepeta glechoma - KATZENMINZE - 514 478 671 498 841

Aster trinervius - ASTER GEDREIT - 849 516 317 854 378

Raphanus sativus - RADISCHEN - 478 691 741 895 498

Artemisia apiacea - BEIFUß BIRNENFÖRMIG -
514 317 218 491 516

Amaranthus sp. - AMARANT - 498 712 894 164 719

Psoralea corylifolia - PSORALEYA - 548 691 781 498 417

Setaria italica - SETARIYA "KOLBENHIRSE" -
364 895 378 648 718

Acanthopanax spinosum - STACHELKRAFTWURZ DORNIG
- 234 718 206 514 281

Amber - BERNSTEIN - 498 671 894 672 728

Bidens parviflora - ZWEIZACK KLEINBLÜTIG -
514 471 219 831 478

Cajanus indicus – TAUBENERBSE - 498 714 549 871 491

•Digitalis sp. - FINGERHUT - 891 498 719 647 891

Artemisia apiacea - BEIFUß BIRNENFÖRMIG -
514 317 218 491 516

Aster trinervius - ASTER GEDREIT - 849 516 317 854 378

Aplotaxis auriculata - APLOTAXIS - 519 314 819 712 819

Kyllingia monocephala - KULLINGIYA EINKÖPFIG -
319 648 714 498 841

Artemisia stelleriana vesiculosa - BEIFUß BLASENARTIG -
316 847 219 548 314

•Digitaria Sanguinalis (caryopteris divaricata) - KARIOPTERIS
- 519 317 898 061 798

Artemisia apiacea - BEIFUß BIRNRNFÖRMIG -
514 317 218 491 516

Indigofera sp. - INDIGO - 549 478 714 648 841

Arisaema japonicum - ARONSTAB ZACKIG -
491 216 217 319 218

Abrus precatorius - WASSERMELONE -
894 328 719 818 498

Adenophora, codonopsic, platycodon, wahlenbergia -
GLOCKENBLUME BLAU - 319 647 894 319 847

Akebia quinata - AKEBIE - 348 514 471 189 894

Agave chinensis - AGAVE CHINESISCH -

219 367 891 497 218

Symplocos prunifolia – BERGALUMEN -
534 648 497 898 648

Sorghum vulgare – KAFFERNKORN - 507 328 429 064 898

Plantago major - WEGERICH GROß - 548 317 949 897 319

Incarvillea sinensis - INKARVILLEYA CHINESISCH -
519 497 894 648 741

•Dioscorea - YAMSWURZEL - 319 497 894 617 849

Begonia discolor (B. evansiana) - BEGONIE AUFGELÖST -
394 891 519 748 516

Balanophera - BALANOPHERA - 498 714 219 648 516

Artemisia stelleriana vesiculosa - BEIFUß BLASENARTIG -
316 847 219 548 314

Abrus precatorius - WASSERMELONE -
894 328 719 818 498

Amaranthus sp. - AMARANT - 498 712 894 164 719

Acorus sp. – MOORKALMUS - 249 718 497 148 216

Acanthopanax spinosum - STACHELKRAFTWURZ DORNIG
- 234 718 206 514 281

Achryanthes bidentata – SOLOMOBLÜTE -
491 264 798 471 264

Strychnos nuxvomica - STRYCHNINBEERE -
547 648 894 751 491

Serissa foetida - SERISA STINKIG - 369 718 384 361 849

Oenanthe stolonifera – PFERDESAAT - 314 318 718 419 481

•Diospyros embryopteris - KAKIFRUCHT -
219 497 894 478 491

Acacia catechu - AKAZIE GEKETTET (PERLSCHNURARTIG) - 294 318 214 016 718

Anemone cernua - ANEMONE - 513 471 216 891 549

Apium graveolens - SELLERIE - 514 812 318 417 819

Symplocos prunifolia – BERGALUMEN -
534 648 497 898 648

Rhododendron metternichii (R. fortunei) - RHODODENDRON METTERNICH - 316 894 897 898 491

Sorghum vulgare – KAFFERNKORN - 507 328 429 064 898

Psoralea corylifolia - PSORALEYA - 548 691 781 498 417

Ruta graveolens - EDELRAUTE - 497 895 378 649 498

Selinum sp. - SILGE - 691 895 371 694 891

Narcissus tazetta - NARZISSE MEHRBLÜTIG -
518 481 485 671 841

•Diospyros kaki - KAKIFRUCHT JAPANISCH -
219 497 854 319 647

Artemisia apiacea - BEIFUß BIRNENFÖRMMIG -
514 317 218 491 516

Hemerocallis - HEMEROKALLIS - 491 489 594 847 891

Hibiscus esculentus, H. manihot – COMBOFRUCHT -

549 478 479 314 841

Incarvillea sinensis - INKARVILLEYA CHINESISCH - 519 497 894 648 741

Pterocarya stenoptera - FLÜGELNUSS - 495 674 891 854 871

Oenanthe stolonifera – PFERDESAAT - 314 318 718 419 481

Viburnum dilatatum - SCHNEEBALLSTRAUCH BREITBLÄTTRIG - 394 897 398 641 741

Boehmeria nivea - RAMIE - 491 514 319 854 916

Digitalis sp. - FINGERHUT - 891 498 719 647 891

Acanthopanax ricinifolium - STACHELKRAFTWURZ ZANGENFÖRMIG - 498 713 214 461 847

ONLINE-SHOP
WWW.SVET-CENTRE.COM

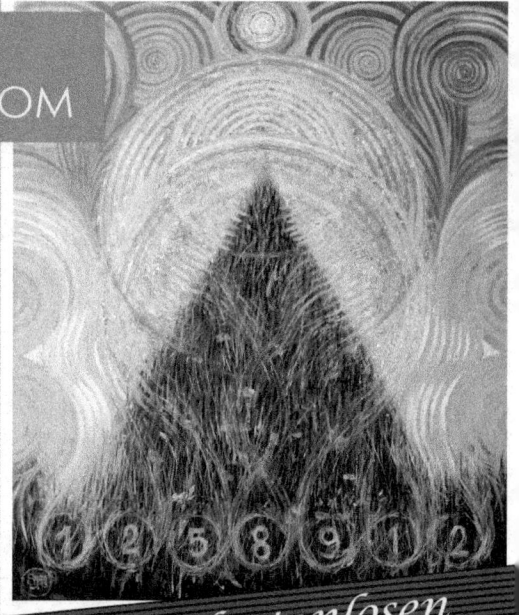

"LIEBER LESER, WOLLEN SIE MEHR ERFAHREN ÜBER DAS WISSEN UND DIE METHODEN DER RUSSISCHEN HEILKUNST ODER DER MODERNSTEN PHYSIK? WIR PUBLIZIEREN LAUFEND NEUE ÜBERSETZUNGEN AUS DEM EINMALIGEN WISSENSSCHATZ VON GIGORI GRABOVOI UND ANDEREN NAMHAFTEN AUTOREN.

Abonnieren Sie unseren kostenlosen
NEWSLETTER
UND ERHALTEN SIE INTERESSANTE ANGEBOTE

Anmeldung über
www.svet-centre.com
oder per email:
news@svet-centre.com

Immer aktuell und ganz persönlich informiert
Mit dem **www.svet-centre.com**-Newsletter informieren wir Sie regelmäßig per E-Mail über unsere aktuellen Angebote, Seminare, Webinare, Workshops und weitere interessante Themen. Völlig kostenlos und unverbindlich.

LERNE DEINE REALITÄT ZU STEUERN!

ALS BONUS FÜR SEMINAR-TEILNAHME IN HAMBURG (DIREKT IM SVET ZENTRUM) ERHALTEN SIE EIN BUCH AUS UNSEREM SHOP IHRER WAHL. TERMINE: WWW.SVET-CENTRE.COM

SEMINARE IN HAMBURG
(DIREKT IM SVET ZENTRUM) www.svet-centre.com

WEITERE SEMINARE
(DEUTSCHLAND/ ÖSTERREICH/ SCHWEIZ/ EUROPE/ETC.)
WWW.SVET-CENTRE.COM

AKTUELLE WEBINARE/ ONLINE-SEMINARE/DVD´S/CD´S
WWW.SVET-CENTRE.COM

Die Steuerung. Die Konzentration. Das Denken.

In dieser Lehre als Element der Steuerung tritt an erste Stelle die Aufgabe der Rettung Aller durch die Technologie der Nutzung verschiedener Elemente der Steuerung auf: die Seele, der Geist, das Bewusstsein, der physischen Körper und so weiter.

Diese Lehre begreifend, kann jeder Mensch der Herr seines Schicksals werden. Der angebotene Kurs des Seminars schließt verschiedene Methoden der Steuerung der Ereignisse, des eigenen Lebens (Innere und Äußere Ereignisse) ein, wohin auch die Wiederherstellung der Gesundheit eingeht, zulassend, das eigene Bewusstsein auszudehnen und zu lernen, die uns umgebende Realität zu steuern.

Wir möchten klarstellen, dass die Methoden der Konzentrationen des Bewusstseins eben als Methoden der Konzentrationen gibt, und nicht der Meditationen. Der Unterschied besteht im Folgenden: bei bestimmter Meditation ist es erforderlich, den Prozess des Denkens abzuschalten und, zu versuchen sich im umgebenden Raum aufzulösen und mit ihm zu verschmelzen, und die Konzentrationen nach unseren Methoden vermuten gerade das Vorhandensein während der Konzentrationen des Prozesses des Denkens, aber nur des richtigen Denkens und durch das Denken, durch die Konzentration auf der Aufgabe, an der Sie arbeiten, wird eben das Ziel der Steuerung erreicht. Die Einstellung während der Arbeitszeit an seinen Aufgaben auf das allgemeine Wohl beschleunigt den Prozess der Errungenschaft des Ergebnisses. Das richtige Denken bedeutet in jeder unserer Handlungen, in jeder Situation die grenzenlose Liebe Gottes zu uns zu sehen. Erinnern Sie sich! Alles was gemacht wird, geschieht zum Besten. Wenn wir beginnen werden, zu verstehen, dass alle Ereignisse im Leben zu einem bestimmten Ziel geschehen, wobei im globalen Maßstab gibt es nur ein einziges Ziel — unsere ewige Entwicklung, so werden wir verstehen, dass alles und immer zu unserem Besten geschieht, da in jeder unserer Handlung die Handlung des Schöpfers anwesend ist. Und die Handlung Gottes ist Seine Liebe, die persönlich zu jedem und zu Allen zusammen gerichtet ist. Die Anwesenheit der Liebe Gottes in jedem Ereignis lässt maximal zu, die möglichen negativen Folgen unsere nicht schöpferischen Handlungen (negative Gedanken, Wörter, Gefühle, Emotionen) zu minimieren. Eben so kann man die Empfehlung entziffern: Danken Sie Gott für alles Gute und Schlechte. In schwersten Minuten unseres Lebens trägt Er uns auf seinen Händen. Wenn man das Niveau der Entwicklung unseres Bewusstseins berücksichtigt, so sind alle ungünstigen Ereignisse, einschließlich die Krankheiten- Lehren, die wir mit Ihnen für die Strukturierung unseres Bewusstseins und der erfolgreichen Realisierung der Aufgabe Gottes — der ewigen harmonischen Entwicklung des Menschen und der ganzen ihn umgebenden Realität durchgehen müssen.

Vorträge:

Die Ausbildung auf den Seminaren und Vorlesungen erfolgt nicht nur verbal über Worte und deren Inhalt, sondern auch auf der Ebene der Seele. Das, was der Mensch auf der Ebene des Bewusstseins nicht versteht, versteht er auf der Ebene der Seele. Die Seele nimmt das Wissen wahr und zeigt es später als Ergebnis auf der physischen Ebene. Das heißt, dem Menschen braucht man bei dieser Methodik nur zu erklären, wie etwas geschieht und auf der Ebene der geistigen Strukturen wird es zum inneren Wissen.

Das Licht des Wissens nimmt jeder Mensch wahr, unabhängig von seinem Bewusstsein. Mit diesem Wissen und den Methoden zur Anwendung kann jeder Mensch sich selbst und Anderen helfen Gesundheit wiederzuerlangen und Ereignisse zu harmonisieren.

Seit 2000 arbeiten wir praktisch mit dieser Lehre, entwickeln sie und uns weiter und vermitteln ständig alle Erkenntnisse an interessierte Menschen. Alle Methoden und Techniken sind durch persönliche Erfahrungen geprüft und bestätigt. Wir stehen auch in Verbindung mit den Instituten in Russland, um neue Erkenntnisse in unsere Arbeit zu integrieren.

www.ingramcontent.com/pod-product-compliance
Lightning Source LLC
Chambersburg PA
CBHW051806230426
43672CB00012B/2656